U0318407

常见内科疾病临床诊治与进展

方千峰　等　主编

中国纺织出版社有限公司

图书在版编目（CIP）数据

常见内科疾病临床诊治与进展 / 方千峰等主编. --
北京：中国纺织出版社有限公司, 2020.7（2023.5 重印）
　ISBN 978-7-5180-7457-0

　Ⅰ.①常… Ⅱ.①方… Ⅲ.①内科—常见病—诊疗
Ⅳ.①R5

中国版本图书馆CIP数据核字（2020）第085250号

策划编辑：樊雅莉　　　责任校对：王蕙莹　　　责任印制：王艳丽

中国纺织出版社有限公司出版发行
地址：北京市朝阳区百子湾东里A407号楼　邮政编码：100124
销售电话：010-67004422　传真：010-87155801
http://www.c-textilep.com
官方微博http://weibo.com/2119887771
大厂回族自治县益利印刷有限公司印刷　各地新华书店经销
2020年7月第1版　　2023年5月 第2次 印刷
开本：710×1000　1/16　印张：10
字数：192千字　定价：68.00元

前　言

　　内科学是临床医学中一门涉及面极广、整体性极强的学科，它不仅是临床医学各科的基础，且与它们存在着密切的联系。随着人民生活水平的提高，对健康的需求越来越高，对医师的要求也越来越高，内科疾病病种多，病情复杂，如何全面、准确掌握内科常见病、多发病诊疗常规是内科医生当下面临的重大挑战。

　　本书在编写过程中，参考和引用了近年来国际上诸多循证医学的结果，力求准确把握医学发展的脉搏，做到推陈出新，尽可能展示内科诊疗学最新的进展。本书具有条理清楚、实用性强等特点，同时又兼顾简明扼要、不失简洁的风格。希望本书能为临床内科医师的工作带来实质性的便利。

　　编者在繁忙的工作之余，将自身多年的诊疗心得及实践经验连缀成篇，编纂、修改、审订，尽求完美，但由于编写时间有限，疏漏乃至错误之处在所难免，恳请广大读者不吝批评指正，以待进一步修改完善，不胜感激。

编　者

2020 年 4 月

目 录

第一章 呼吸系统疾病

第一节 肺 炎

肺炎是指终末气道、肺泡和肺间质的炎症。其中细菌性肺炎是最常见的肺炎。

一、分类

1.按病因分类

可分为细菌性肺炎、病毒性肺炎、真菌性肺炎和其他病原体所致肺炎。其中由肺炎支原体、肺炎衣原体、军团菌和 SARS 病毒引起的肺炎称为非典型肺炎。

2.按患病环境分类

(1)社区获得性肺炎(CAP):指在医院外罹患的感染性肺实质炎症,包括具有明确潜伏期的病原体感染而在入院后平均潜伏期内发病的肺炎。常见病因为肺炎链球菌、流感嗜血杆菌、卡他莫拉菌和非典型病原体。

(2)医院获得性肺炎(HAP):指患者入院时不存在,也不处于潜伏期,而于入院 48h 后在医院内发生的肺炎。其中进行机械通气治疗后罹患的肺炎称为呼吸机相关性肺炎(VAP),是一种特殊的医院获得性肺炎。无感染高危因素患者的常见病原体为肺炎链球菌、流感嗜血杆菌、金黄色葡萄球菌、大肠杆菌、肺炎克雷伯菌等;有感染高危因素患者的常见病原体为金黄色葡萄球菌、铜绿假单胞菌、肠杆菌属、肺炎克雷伯菌等。

二、临床表现

1.全身症状

发热最常见,可伴有乏力、全身肌肉酸痛等感染中毒症状。

2.呼吸道症状

咳嗽、咳痰常见，部分患者可伴有胸痛、呼吸困难等症状。

3.影像学表现

肺叶或肺段的实变阴影（大叶性肺炎），沿肺纹理分布的不规则斑片阴影（支气管肺炎）。一侧或双侧肺下部的不规则索条影，由肺门向外伸展，可呈网状（间质性肺炎）。

三、诊断

1.确定肺炎诊断

根据典型症状确定肺炎诊断，注意与肺结核、肺癌、急性肺脓肿等疾病鉴别。

2.根据患病环境区分

区分社区获得性肺炎和医院获得性肺炎。

3.评估肺炎严重程度

评估肺炎的严重程度对确定治疗方案和预测预后十分重要。

根据美国感染疾病学会/美国胸科协会 2007 年关于成人 CAP 共识指南，重症肺炎的主要诊断标准为：①需要机械通气。②感染性休克需要血管收缩剂治疗。

次要诊断标准：①呼吸频率≥30 次/分。②氧合指数（PaO_2/FiO_2）≤250。③多肺叶浸润。④意识障碍/定向障碍。⑤氮质血症（BUN＞20mg/dL）。⑥白细胞减少（WBC＜$4.0×10^9$/L）。⑦血小板减少（＜$10.0×10^9$/L）。⑧低体温。⑨低血压。符合 1 项主要标准或 3 项以上次要标准者可诊断重症肺炎，考虑收入 ICU 治疗。

4.确定病原体

采用留取痰液、经纤维支气管镜或人工气道吸引、防污染毛刷、支气管肺泡灌洗、经皮细针吸检等方式收集呼吸道标本进行病原学培养，也可采用血培养和胸腔积液培养的方式获得病原学结果。

四、治疗

1.抗感染方案的选择

肺炎的治疗除一般的休息和促进排痰外，抗感染治疗是最重要的环节。细菌性肺炎的治疗包括经验性治疗和针对病原体治疗。所谓经验性治疗是根据本地区、本单位的肺炎流行病学资料，选择可能覆盖病原体的抗菌药物。针对病原体治疗是根据呼吸道或肺组织标本的培养和药物敏感性试验结果,选择体外试验敏感的抗生素。由于在实际临床工作中,受时间、技术手段限制,常常不能很快得到病原学培养和药物敏感性试验结果,经验性治疗就显得尤为重要。

2.确定合适的疗程

肺炎的抗菌药物治疗应尽早进行,一旦确诊即马上给予首剂抗菌药物。病情稳定后可从静脉途径转为口服治疗。抗菌药物疗程至少 5d,大多数患者需要 7～10d 或更长疗程,如体温正常 48～72h,无肺炎任何一项临床不稳定征象可停用抗菌药物。

肺炎临床稳定标准为:①T≤37.8℃。②心率≤100 次/分。③呼吸频率≤24 次/分。④收缩压≥90mmHg。⑤呼吸室内空气 SaO_2≥90% 或 PaO_2≥60mmHg。⑥能够口服进食。⑦精神状态正常。

抗菌药物治疗后 48～72h 应对病情进行评价,治疗有效表现为体温下降、症状改善、临床状态稳定、白细胞逐渐减少或恢复正常。如 72h 症状仍无改善,需仔细分析,是否存在药物未能覆盖病原体、出现并发症或患者存在免疫抑制、诊断有误等问题,并做必要的检查,进行相应处理。

第二节　支气管扩张症

一、定义

支气管扩张症是指支气管壁组织结构损伤、破坏、正常弹性丧失,在周围组织炎症、纤维组织收缩及胸腔负压牵拉等因素作用下,发生变形、扭曲直至不可逆扩张。

主要症状为慢性咳嗽,咳大量脓性痰和(或)反复咯血。

二、病因和发病机制

支气管扩张症的主要病因是支气管-肺组织感染和支气管阻塞两者相互影响,促使支气管扩张的发生和发展。支气管扩张分为先天性和继发性两种,若支气管扩张与鼻窦炎、内腔转位并存时称为 Kartagener 综合征。大多数支气管扩张继发于支气管炎症、支气管阻塞、肺部炎症及肺间质纤维化等。感染等因素使支气管壁薄弱、弹性降低同时有管腔内阻塞,是形成支气管扩张的基本因素。扩张的支气管有柱状、囊状及混合型(囊柱状)3 种类型,以柱状居多。

三、临床表现

(一)病史与症状

部分患者有童年麻疹、百日咳或支气管肺炎等病史。咳嗽、咳痰、咯血为三大症状,早期较轻,随病情进展加剧,咳出大量脓痰,每日可达 100～400mL,典型痰液静置后可分为 3 层:上层为泡沫,中层为黏液,下层为脓性物和坏死组织。伴厌氧菌感染时,痰液有恶臭。此型称为湿性支气管扩张。继发感染痰液引流不畅时,可有发热、乏力、食欲不振等全身症状。

部分患者反复咯血为唯一症状,平时无咳嗽、咳痰等呼吸道症状,临床上称为干性支气管扩张。

(二)体征

早期可无异常体征,病变反复感染后胸廓扩张度减少,叩诊呈浊音,病变部位或肺底闻及位置固定、持续存在的湿啰音,咳嗽或咳痰后可暂时减少或消失。部分患者有杵状指(趾)及贫血。晚期可发展为肺心病。

四、实验室检查

1.血液学检查

继发感染时,外周血白细胞及中性粒细胞增多,红细胞沉降率增快,反复咯血者可出现贫血。

2.痰涂片、培养

有助于发现致病菌,怀疑厌氧菌感染时应做厌氧菌培养,怀疑结核感染应反复查找结核杆菌。

3.纤维支气管镜检查

有助于确定炎症、出血部位,鉴别支气管内肿瘤、异物等。

4.胸部 X 线检查

(1)胸部平片:约有 10% 可无异常或仅表现为肺纹理增粗、紊乱。典型改变为病变区呈不规则状透光影(卷发样阴影)或蜂窝状,有时可见管状透光区(轨道征)。囊状支气管扩张时可见多个小液平。并发肺部感染或肺不张时有相应表现。

（2）支气管造影：对诊断支气管扩张极有价值，能显示扩张的支气管形态（囊状、柱状或囊柱状），明确病变部位、范围和严重程度，对决定是否手术切除、切除的范围有意义。造影时要有良好的麻醉效果，使患者较好合作，因对患者有一定副作用，目前已被 CT 检查所取代。

（3）胸部 CT 检查：薄层高分辨率 CT（HRCT）对支气管扩张的诊断阳性率很高。CT 检查可见支气管横断面增加，超过与之伴行的肺动脉，柱状扩张管壁增厚，并延伸至肺的周围；混合型有念珠状外形；囊状扩张呈串状或呈簇囊状，囊腔内可有液体。

五、诊断和鉴别诊断

（一）诊断

根据幼年时有麻疹、肺炎、百日咳及其他肺炎或间质性肺疾病史，有咳嗽、咳大量脓痰、反复咯血等主要症状，肺部有固定不变的湿啰音、杵状指（趾），胸部平片有肺纹理粗乱、蜂窝样改变；CT 有柱状扩张、管壁增厚或念珠状改变，临床上可明确诊断。

（二）鉴别诊断

1.慢性支气管炎

以长期咳嗽、咳痰为主，痰量较少，咯血少见，肺部干、湿啰音不固定。胸部 X 线检查示双肺纹理增多或伴有肺气肿征象。

2.肺结核

有结核中毒症状，X 线检查可发现浸润性阴影，多位于肺上叶尖、肺后段及肺下叶背段。

3.慢性肺脓肿

全身症状较重，X 线有大片浸润影，空洞伴液平形成。合并支气管扩张时不易鉴别，应行 CT 检查。

六、治疗

支气管扩张症的治疗原则是：去除病原，促进痰液排出，控制感染，必要时手术切除。

1.促进痰液引流，保持支气管通畅

（1）体位引流：原则上使患肺位置抬高，引流支气管开口朝下，以利于痰液流入

大支气管和气管而排出,每日 2～3 次,每次 15～30min。如痰液黏稠可应用祛痰剂,或引流前用生理盐水雾化吸入,使痰液变稀薄,更利于体位引流。

(2)使用祛痰剂和支气管扩张剂:常用沐舒坦、必嗽平、化痰片等,必要时用 α-糜蛋白酶 5～10mg 雾化吸入。部分病例气道敏感性高可出现支气管痉挛,影响痰液排出,可应用支气管扩张剂,如氨茶碱 0.1g,每日 3 次;或喘定,0.2g,每日3次;或 β 受体激动剂/胆碱能受体拮抗剂雾化吸入。

2.控制继发感染

若有继发感染,应根据痰培养及药物敏感试验选择针对性抗生素治疗。若无条件做细菌培养或培养前需处理,应同时兼顾革兰阳性与阴性细菌,但以抗阴性杆菌为主。

3.外科手术治疗

理论上支气管扩张的根治方法是外科手术切除。反复发生严重感染与咯血,特别是发生危及生命的大咯血;病变范围较局限,不超过两个肺叶,或虽为两侧病变,但主要在某一肺叶,均为手术适应证。

第三节　　肺结核

一、定义

肺结核是结核分枝杆菌入侵机体后在一定条件下引起发病的慢性肺部感染性疾病,是结核病的主要类型,其中痰排菌者为传染性肺结核病。主要通过人与人之间的呼吸道传播,吸入带活菌的飞沫引起感染,在机体抵抗力低下时发病。在我国肺结核病仍属常见病、多发病,尤其是近年来随着艾滋病、糖尿病以及耐多种药物结核病的增多,肺结核的发病率在全球范围内又有回升趋势,因此,结核病依然是一种全球性、严重影响人民健康的疾病,是我国重点防治疾病之一。

二、病因和发病机制

(一)病原菌

结核杆菌属分枝杆菌属,涂片染色具有抗酸性,故也称为抗酸杆菌。其生长缓慢,对外界抵抗力强,在阴暗潮湿处能生存 5 个月以上,但对热不稳定,烈日暴晒

2h、煮沸1min、70％乙醇接触2min均能被杀灭。结核菌分为人型、牛型、鼠型、非洲型等，其中前两型为人类结核病的主要病原菌。

结核菌在病灶中按其生长速度的不同可分为：A群为代谢旺盛不断繁殖的结核菌，易被抗结核药所杀灭；在吞噬细胞内的酸性环境中受抑制的结核菌（B群）和偶尔繁殖菌（C群）仅对少数药物敏感，常为日后复发的根源；休眠菌（D群）一般耐药，可逐渐被吞噬细胞所消灭。

（二）感染途径

呼吸道传播，排菌结核患者的痰液干燥后，细菌随尘埃漂浮空中，以及咳嗽时的带菌飞沫污染周围空气，被健康人吸入后引起肺部感染；消化道进入，饮用带菌牛奶是牛型结核菌感染的主要来源。皮肤、泌尿生殖道感染极少。

（三）人体的反应性

1.免疫力

主要为细胞免疫，对人体有保护作用。人体对结核菌的自然免疫为非特异性免疫。接种卡介苗、结核菌感染后机体所产生的特异性免疫为获得性免疫。

2.变态反应（过敏反应）

变态反应指结核菌入侵机体4～8周后，机体对结核菌及其代谢产物所产生的敏感反应。此种细胞免疫反应属于第Ⅳ型（迟发型）变态反应。机体可伴有发热、乏力、食欲减退等全身症状，还可能发生多发性关节炎、皮肤结节性红斑及疱疹性结合膜炎等。

3.免疫反应与变态反应的关系

人体对结核菌的免疫力与过敏反应常互相伴随、难以分开。免疫反应对人体有保护作用，阻止人体感染结核菌发展成结核病，机体患糖尿病、矽肺、艾滋病、麻疹和其他严重疾患以及营养不良或使用免疫抑制剂、糖皮质激素等，使免疫功能削弱时，易受结核菌感染或使原已稳定的结核病灶重新活动。变态反应常伴有组织的破坏，但不利于细菌生长。免疫反应降低的时候，变态反应也受到抑制，表现为结核菌素试验阴性，当机体情况好转或停用免疫抑制剂以后，随着免疫反应和变态反应的恢复，结核菌素反应也转为阳性。

（四）初感染与再感染

肺部初次受结核菌感染为初感染，多见于儿童。结核菌一旦进入肺泡腔，即被肺泡腔内的巨噬细胞吞噬，但不能将其杀死，结核菌遂在细胞内繁殖。细菌繁殖达到一定数量时，巨噬细胞崩解，释放结核菌，在肺泡内繁殖引起肺泡炎，称为原发灶或初感染灶。结核菌被吞噬细胞带至肺门淋巴结引起淋巴结肿大，并可全身播散

（隐性菌血症）。大部分原发感染能迅速激活机体的特异免疫力，消灭绝大多数的结核菌，使病灶逐渐局限甚至钙化而自愈，仅有少数处于休眠状态的结核菌在病灶内可潜伏几年、几十年甚至终身，成为继发性结核病内源性发病的根源。而少数免疫力低下者可发展为原发性结核病，甚至干酪性肺炎（原发病灶恶化）、血行播散型肺结核、结核性脑膜炎等。

成年人常在儿童时期已受过轻微的结核感染，或已接种过卡介苗，机体往往已具有相当的免疫力，再次感染结核菌通常只引起局部发生剧烈组织反应，而不引起局部淋巴结肿大，也不易发生全身播散。

三、诊断

（一）临床表现
患者有下列临床表现应考虑肺结核的可能，应进一步做痰液和胸部 X 线检查。约有 20％活动性肺结核患者也可无症状或仅有轻微症状。

（1）咳嗽、咳痰 3 周或以上，可伴有咯血、胸痛、呼吸困难等症状。

（2）发热（常午后低热），可伴有盗汗、乏力、食欲降低、体重减轻和月经失调等症状。

（3）结核变态反应引起的过敏表现：结节性红斑、泡性结膜炎和结核风湿症等。

（4）结核菌素（5U）皮肤试验：阳性对诊断结核病意义不大，但对未接种卡介苗者则提示已受结核分枝杆菌（简称结核菌）感染或体内有活动性结核病。当呈现强阳性时表示机体处于超过敏状态，结核发病概率高，可作为临床诊断结核病的参考指标。

（5）肺部病变较广泛时可有相应体征，有明显空洞或并发支气管扩张时可闻及中小水泡音。

（二）影像学诊断
肺结核胸部 X 线表现可有如下特点。

（1）多发生在肺上叶尖后段，肺下叶背段、后基地段。

（2）病变可局限也可多肺段侵犯。

（3）X 线影像可呈多形态表现（同时呈现渗出、增殖、纤维和干酪性病变），可伴有钙化。

（4）易合并空洞。

（5）可伴有支气管播散灶。

(6)可伴有胸腔积液、胸膜增厚与粘连。

(7)呈球形病灶时(结核球)直径多在 3cm 以内,周围可有卫星病灶,内侧端可有引流支气管征。

(8)病变吸收慢(1 个月以内变化较小)。

胸部 CT 扫描对如下情况有补充性诊断价值。

1)胸内隐匿部位病变,包括气管、支气管内的病变。

2)早期发现肺内粟粒阴影。

3)诊断有困难的肿块阴影、空洞、孤立结节和浸润阴影的鉴别诊断。

4)了解肺门、纵隔淋巴结肿大情况。

5)少量胸腔积液、包裹积液、叶间积液和其他胸膜病变的检出。

6)鉴别肺内囊肿与实体肿块。

(三)病原学诊断

1.标本采集和结核菌的检测

标本来源包括痰液、超声雾化导痰、下呼吸道采样、支气管冲洗液、支气管肺泡灌洗液、肺及支气管活检标本。涂片检查采用姜-尼抗酸染色和荧光染色法。集菌法阳性率高于直接涂片法。涂片染色阳性只能说明抗酸杆菌存在,不能区分是结核杆菌还是非结核分枝杆菌。由于我国非结核分枝杆菌病较少,故检出抗酸杆菌对诊断结核病有极重要的意义。

分离培养法灵敏度高于涂片镜检法,可直接获得菌落,便于与非结核分枝杆菌鉴别,是结核病诊断的金标准,未进行抗结核治疗或停药 48～72h 的肺结核患者可获得比较高的分离率。分离培养法采用改良罗氏和 BACTEC 法,BACTEC 法较常规改良罗氏培养法可提高初代分离率 10％左右,又可鉴别非结核分枝杆菌,检测时间也明显缩短。

2.结核菌药物敏感性检测

对肺结核痰菌阴转后复阳、化学治疗 3～6 个月痰菌仍持续阳性、经治疗痰菌减少后又持续增加及复治患者应进行药物敏感性检测。原发耐药率较高地区,有条件时初治肺结核也可行药物敏感性检测。

3.血清抗结核抗体检查

血清学诊断可成为结核病的快速辅助诊断手段,但特异性不强,敏感性较低。

(四)菌阴肺结核的诊断

菌阴肺结核为三次痰涂片及一次培养阴性的肺结核,其诊断标准为:

(1)典型肺结核临床症状和胸部 X 线表现。

(2)抗结核治疗有效。

(3)临床可排除其他非结核性肺部疾病。

(4)PPD(5U)强阳性;血清抗结核抗体阳性。

(5)痰结核菌 PCR+探针检测阳性。

(6)肺外组织病理证实结核病变。

(7)BALF 检出抗酸分枝杆菌。

(8)支气管或肺部组织病理证实结核病变。

具备(1)～(6)中 3 项及(7)～(8)中任何一项可确诊。

(五)不典型肺结核

1.免疫损害者(指原发免疫缺陷性疾病及接受放化疗和免疫抑制药物治疗患者)

由于皮质激素或其他免疫抑制药物和因素的干扰或掩盖,肺结核的症状隐匿或轻微,可缺乏呼吸道症状,也可由于免疫防御机制受损以突发高热起病,病变进展迅速呈暴发性经过。

2.免疫损坏患者的肺结核

以血行播散型肺结核居多,合并胸膜炎或肺外结核者多。X 线上"多形性"不明显,以均质性片絮状阴影表现多,可在结核病非好发部位、中下肺叶及上叶前段发生,需和急性肺炎鉴别。

3.极度免疫功能低下患者

可首先出现高热,肝、脾和淋巴结肿大等全身症状,而肺部 X 线阴影出现时间明显延长或长时间表现为无典型粟粒样病变的无反应性结核病(暴发性结核性败血症)。

4.艾滋病合并肺结核

可表现肺门、纵隔淋巴结肿大,中下肺野浸润病变多,类似肺结核表现,且合并胸膜炎与肺外结核多、PPD 实验阴性等特点。

5.糖尿病合并肺结核

X 线特点以渗出性干酪为主,可呈大片状、巨块状、易形成空洞,好发于肺门区及中下肺野,病变进展快,应注意与急性肺炎、肺化脓症和肺癌等鉴别。

6.支气管结核所致肺结核

多在中下肺野或邻近肺段,由于有支气管狭窄因素存在,常可合并细菌感染致病变表现不典型,易与肺炎混淆,肺不张也是支气管结核的并发症。

(六)结核病分类

1.原发型肺结核

为原发结核感染所致的临床病症,包括原发综合征及胸内淋巴结结核。

2.血行播散型肺结核

包括急性血行播散型肺结核(急性粟粒型肺结核)及亚急性、慢性血行播散型肺结核。

3.继发型肺结核

是肺结核中的一个主要类型,包括浸润性、纤维空洞及干酪性肺炎等。

4.结核性胸膜炎

临床上已排除其他原因引起的胸膜炎,包括结核性干性胸膜炎、结核性渗出性胸膜炎和结核性脓胸。

5.其他肺外结核

按部位和脏器命名,如骨关节结核、结核性脑膜炎、肾结核、肠结核等。

在诊断肺结核时,可按上述分类名称书写诊断,并应注明范围(左、右侧,双侧),痰菌和初、复治情况。

四、鉴别诊断

肺结核的临床表现和胸部 X 线可与许多疾病相类似。不同类型的肺结核应该与其相似的疾病相鉴别。

(一)原发型肺结核

支气管淋巴结结核应该与结节病、淋巴瘤、组织细胞增生症、转移性恶性肿瘤和各种纵隔恶性肿瘤等疾病相鉴别。如果胸部 X 线片仅显示肺内病灶而无肺门淋巴结肿大时,则应该与各种非结核性肺部炎症相鉴别。如果原发病灶出现干酪坏死和空洞时,需与肺脓肿鉴别。

(二)血行播散型肺结核

从影像学改变出发,应该与非结核肺部感染、支气管肺泡细胞癌、肺淋巴管癌和弥漫性肺间质纤维化相鉴别。

(三)继发型肺结核

肺内表现为渗出病变时,应注意与各种细菌性肺炎鉴别。肺结核空洞需与肺脓肿鉴别。结节状结核病灶、结核球等应与肺癌等鉴别。

五、治疗

(一)初治肺结核的治疗

有下列情况之一者谓初治:①尚未开始抗结核治疗的患者;②正进行标准化疗方案用药而未满疗程的患者;③不规则化疗未满1个月的患者。

初治方案:强化期2个月/巩固期4个月,常用方案:$2HRZS(E)/4HR$;$2HRZS(E)/4HRE$;$2HRZS(E)/4H_3R_3$;2卫非特/4卫非宁;$2H_3R_3S_3Z_3(E_3)/4H_3R_3$。

菌阴肺结核患者可在上述方案的强化期中去掉链霉素或乙胺丁醇。

(二)复治肺结核的治疗

复治是指:①初治失败的患者。②规则用药满疗程后痰菌又复阳的患者。③不规律化疗超过1个月的患者。④慢性排菌患者。

复治方案:强化期3个月/巩固期5个月。常用方案:$2HRSZE/1HRZE/5HRE$;$2HRSZE/1HRZE/5H_3R_3E_3$;$2H_3R_3S_3Z_3E_3/1H_3R_3Z_3E_3/5H_3R_3E_3$。

(三)耐多药肺结核的治疗

对至少包括INH和RFP两种或两种以上药物产生耐药的结核病为MDR-TB,所以耐多药肺结核必须要有痰结核菌药敏试验结果才能确诊。

耐多药肺结核化疗方案:主张采用每日用药,疗程延长至21个月为宜,WHO推荐一线和二线抗结核药物可混合用于治疗MDR-TB。

1.一线抗结核药

一线抗结核药除INH和RFP已耐药外,仍可根据敏感情况选用以下几类。

(1)SM:因SM应用减少,耐SM的病例可能减少。

(2)PZA:多在标准短程化疗方案强化期中应用,故对该药可能耐药频率低,虽然药敏试验难以证实结核菌对PZA的药敏敏感性(因无公认可靠的敏感性检测方法),但目前国际上治疗MDR-TB化疗方案中常用此药。

(3)EMB:抗菌作用与SM相近,结核菌对其耐药频率低。

2.二线抗结核药

是耐多药肺结核治疗的主药,包括以下几类。

(1)氨基糖苷类:阿米卡星(AMK)和多肽类(卷曲霉素)等。

(2)硫氨类:乙硫异烟胺(1314TH)、丙硫异烟胺。

(3)氟喹诺酮类:氧氟沙星(OFXL)和左氧氟沙星(LVFX),与PZA联用对杀灭巨噬细胞内结核菌有协同作用,长期应用安全性和肝耐受性也较好。

（4）环丝氨酸：对神经系统毒性大，应用范围受到限制。

（5）对氨基水杨酸钠：抑菌药，用于预防其他药物产生耐药性。

（6）利福布丁（RBT）：耐 RFP 菌株中部分对它仍敏感。

（7）异烟肼对氨基水杨酸盐（帕星肼 PSNZ）：耐 INH 菌株中部分对它敏感，国内常用于治疗 MDR-TB。

六、并发症及处理

（一）咯血

绝大多数情况表明病情活动、进展，但少数也可在肺结核已好转或稳定时发生。肺结核咯血原因多为渗出或空洞病变存在或支气管结核及局部结核病变引起支气管变形、扭曲和扩张。咯血也可引起窒息、失血性休克、肺不张、结核支气管播散和吸入性肺炎等严重并发症。

咯血者应进行抗结核治疗，中、大量咯血应积极止血，保持气道通畅，注意防止窒息和出血性休克发生。

（二）自发性气胸

肺结核为气胸常见病因。多种肺结核病变可引起气胸：胸膜下病灶或空洞破入胸腔；结核病灶纤维化或瘢痕化导致肺气肿或肺大疱破裂；粟粒型肺结核的病变在肺间质也可引起间质性肺气肿性肺大疱破裂。病灶或空洞破入胸腔，胸腔常见渗出液体多，可形成液气胸、脓气胸。

（三）肺部继发感染

肺结核空洞（尤其纤维空洞）、胸膜肥厚、结核纤维病变引起支气管扩张、肺不张及支气管结核所致气道阻塞，是造成肺结核继发其他细菌感染的病理基础。继发真菌感染时常见在空洞、支气管扩张囊腔中有曲菌球寄生，胸部 X 线表现为空洞中的菌球上方气腔呈"新月形"改变，周围有气带且随体位移动，临床表现可有反复大咯血，内科治疗效果不佳。

七、预防

预防结核病的发生（新发）、防止结核病的流行包括：控制传染源，切断传播途径和降低人群的易感性等几个方面。

（一）发现患者

及早发现患者,对已患病者进行有效的化学药物治疗和隔离管理,可以减少社会传染源,有效地切断传染途径,是预防结核病传播的最有效方法。

（二）治愈患者

传染源经过治疗后其传染性迅速降低,2周后排菌量减少95%,细菌活力明显减低,咳嗽减轻使带菌飞沫减少等。因此,对确诊患者应及早予以化疗或在结核病防治机构接受督导化疗,定期随访,直至痊愈。治疗不合理或不彻底,可导致复发或耐药,危害社会。

（三）管理患者

对结核患者进行登记,掌握疫情,动态观察,加强管理。对排菌患者应隔离治疗或全程督导化疗。

（四）卡介苗接种

卡介苗是活的无毒力牛型结核菌疫苗。接种后可使人体产生对结核菌的获得性免疫力,接种对象是未受感染的新生儿,从而减少儿童结核性脑膜炎、粟粒型肺结核等重型结核病的发病,但不能预防感染或肺结核的发生。已感染过结核菌的人(结素试验阳性)不再接种,否则会产生某种程度的反应(科赫现象)。

（五）化学药物预防

对可能发生的人服用一段时期的化学药物,可以起到预防发病的作用。如排菌患者密切接触的家庭成员中结素试验阳性者、结素试验新近由阴转阳的儿童、患非活动性结核病而正接受长期大剂量皮质激素或免疫抑制剂治疗者,目前主张联合应用异烟肼和利福平3个月,或利福平和吡嗪酰胺2个月,服药期间定期复查肝功能。

第四节　支气管哮喘

支气管哮喘(简称哮喘)是由多种细胞(如嗜酸性粒细胞、肥大细胞、T淋巴细胞、嗜中性粒细胞、气道上皮细胞等)和细胞组分参与的气道慢性炎症性疾患。这种慢性炎症导致气道高反应性的增加,通常出现广泛多变的可逆性气流受限,并引起反复发作性的喘息、气急、胸闷或咳嗽等症状,常在夜间和(或)清晨发作、加剧,多数患者可自行缓解或经治疗缓解。

一、诊断

(一)诊断标准

(1)反复发作喘息、气急、胸闷或咳嗽,多与接触变应原、冷空气,物理、化学性刺激,病毒性上呼吸道感染,运动等有关。

(2)发作时在双肺可闻及散在或弥漫性、以呼气相为主的哮鸣音,呼气相延长。

(3)上述症状可经治疗缓解或自行缓解。

(4)除外其他疾病引起的喘息、气急、胸闷和咳嗽。

(5)临床表现不典型者(如无明显喘息或体征)应至少具备以下一项试验阳性:①支气管激发试验阳性或运动试验阳性。②支气管舒张试验阳性[第 1 秒用力呼气容积(FEV_1)增加 15%以上,且 FEV_1 增加绝对值>200mL]。③最大呼气流量(MEF),又称呼气峰流量(PEF),日内变异率或昼夜波动率≥20%。

符合(1)～(4)条或(4)、(5)条者,可以诊断为支气管哮喘。

(二)分期

根据临床表现支气管哮喘可分为急性发作期、慢性持续期和临床缓解期。慢性持续期是指在相当长的时间内,每周均不同频度和(或)不同程度地出现症状(喘息、气急、胸闷、咳嗽等);临床缓解期系指经过治疗或未经治疗症状、体征消失,肺功能恢复到急性发作前水平,并维持 4 周以上。

二、治疗

(一)脱离变应原

部分患者能找到引起哮喘发作的变应原或其他非特异刺激因素,应立即脱离变应原的接触。

(二)药物治疗

治疗哮喘的药物可以分为控制药物和缓解药物。①控制药物:是指需要长期使用的药物。这些药物主要通过抗炎作用使哮喘维持临床控制,其中包括吸入糖皮质激素(简称激素),全身用激素,白三烯调节剂,长效 β_2 受体激动剂(LABA,须与吸入激素联合应用),缓释茶碱,色甘酸钠,抗 IgE 抗体及其他有助于减少全身激素剂量的药物等。②缓解药物:是指按需使用的药物。这些药物通过迅速解除支气管痉挛从而缓解哮喘症状,其中包括速效吸入 β_2 受体激动剂、全身用激素、吸入性抗胆碱能药物、短效茶碱及短效口服 β_2 受体激动剂等。

1.激素

激素是最有效的控制气道炎症的药物。给药途径包括吸入、口服和静脉应用等。吸入为首选途径。

(1)吸入给药:由于吸烟可以降低激素的效果,故吸烟患者须戒烟并给予较高剂量的吸入激素。目前没有证据表明吸入激素可以增加肺部感染(包括肺结核)的发生率,因此伴有活动性肺结核的哮喘患者可以在抗结核治疗的同时给予吸入激素治疗。

吸入激素是长期治疗哮喘的首选药物。

(2)口服给药:适用于中度哮喘发作、慢性持续哮喘吸入大剂量激素联合治疗无效的患者,一般使用半衰期较短的激素(如泼尼松、泼尼松龙或甲泼尼龙等)。

(3)静脉给药:严重急性哮喘发作时,应经静脉及时给予琥珀酸氢化可的松(400~1 000mg/d)或甲泼尼龙(80~160mg/d)。无激素依赖倾向者,可在短期(3~5d)内停药;有激素依赖倾向者应延长给药时间,控制哮喘症状后改为口服给药,并逐步减少激素用量。

2.β_2 受体激动剂

可分为短效(作用维持 4~6h)和长效(维持 12h)β_2 受体激动剂。后者又可分为速效(数分钟起效)和缓慢起效(30min 起效)2 种。

(1)短效 β_2 受体激动剂(简称 SABA):常用的药物如沙丁胺醇和特布他林等。

1)吸入给药:每次吸入 100~200μg 沙丁胺醇或 250~500μg 特布他林,必要时每 20min 重复 1 次。这类药物应按需间歇使用,不宜长期、单一使用,也不宜过量应用,否则可引起骨骼肌震颤、低血钾、心律失常等不良反应。

2)口服给药:如沙丁胺醇、特布他林、丙卡特罗片等,通常在服药后 15~30min 起效,疗效维持 4~6h。如沙丁胺醇 2~4mg,特布他林 1.25~2.5mg,每天 3 次;丙卡特罗 25~50μg,每天 2 次。使用虽较方便,但心悸、骨骼肌震颤等不良反应比吸入给药时明显。长期、单一应用 β_2 受体激动剂可造成细胞膜 β_2 受体的向下调节,表现为临床耐药现象,故应予避免。

3)贴剂给药:为透皮吸收剂型。现有产品有妥洛特罗,分为 0.5mg、1mg、2mg 3 种剂量。每天只需贴敷 1 次,效果可维持 24h。

(2)长效 β_2 受体激动剂(简称 LABA):舒张支气管平滑肌的作用可维持 12h 以上。吸入型 LABA 有 2 种:①沙美特罗:经气雾剂或碟剂装置给药,给药后

30min 起效,平喘作用维持 12h 以上。推荐剂量 50μg,每天 2 次吸入。②福莫特罗:经吸入装置给药,给药后 3～5min 起效,平喘作用维持 8～12h 以上。近年来推荐联合吸入激素和 LABA 治疗哮喘。尤其适合于中至重度持续哮喘患者的长期治疗。

3.白三烯调节剂

可作为轻度哮喘的替代治疗药物和中重度哮喘的联合治疗用药。应用主要是半胱氨酰白三烯受体拮抗剂,作为联合治疗中的一种药物,尤适用于阿司匹林哮喘、运动性哮喘和伴有过敏性鼻炎哮喘患者的治疗。白三烯受体拮抗剂扎鲁司特 20mg,每日 2 次;孟鲁司特 10mg,每日 1 次;异丁司特 10mg,每日 2 次。

4.茶碱

(1)口服给药:包括氨茶碱和控(缓)释型茶碱。用于轻至中度哮喘发作和维持治疗。一般剂量为每日 6～10mg/kg。

(2)静脉给药:氨茶碱加入葡萄糖注射液中,缓慢静脉注射,注射速度不宜超过 0.25mg/(kg·min)或静脉滴注,适用于哮喘急性发作且近 24h 内未用过茶碱类药物的患者。负荷剂量为 4～6mg/kg,维持剂量为 0.6～0.8mg/(kg·h)。茶碱的"治疗窗"窄,以及茶碱代谢存在较大的个体差异,可引起心律失常、血压下降甚至死亡,在有条件的情况下应监测其血药浓度,及时调整浓度和滴速。茶碱有效、安全的血药浓度范围应在 6～15mg/L。

5.抗胆碱药物

吸入抗胆碱药物如溴化异丙托品、溴化氧托品和溴化泰乌托品等。吸入溴化异丙托品气雾剂,常用剂量为 20～40μg,每日 3～4 次;经雾化泵吸入溴化异丙托品溶液的常用剂量为 50～125μg,每日 3～4 次。

6.抗 IgE 治疗

抗 IgE 单克隆抗体,该药临床使用的时间尚短,其远期疗效与安全性有待进一步观察。

7.其他治疗哮喘药物

(1)抗组胺药物:口服第二代抗组胺药物(H_1 受体拮抗剂),如酮替芬、氯雷他定、阿司咪唑、氮斯汀、特非那丁等具有抗变态反应作用,在哮喘治疗中的作用较弱。

(2)其他口服抗变态反应药物:如曲尼司特、瑞吡司特等可应用于轻至中度哮喘的治疗。其主要不良反应是嗜睡。

（3）可能减少口服糖皮质激素剂量的药物：包括口服免疫调节剂（甲氨蝶呤、环孢素、金制剂等），某些大环内酯类抗生素和静脉应用免疫球蛋白等。其疗效尚待进一步研究。

（三）急性发作期的治疗

治疗的目的在于尽快缓解症状、解除气流受限和低氧血症，同时还需要制定长期治疗方案以预防再次急性发作。

高危患者包括：①曾经有过气管插管和机械通气的濒于致死性哮喘的病史；②在过去 1 年中因为哮喘而住院或看急诊；③正在使用或最近刚停用口服激素；④目前未使用吸入激素；⑤过分依赖速效 β_2 受体激动剂，特别是每月使用沙丁胺醇（或等效药物）超过 1 支的患者；⑥有心理疾病或社会心理问题，包括使用镇静剂；⑦有对哮喘治疗计划不依从的历史。

轻度和部分中度急性发作可以在家庭中或社区中治疗。

部分中度和所有重度急性发作均应到急诊室或医院治疗。

重度和危重哮喘急性发作经过上述药物治疗，临床症状和肺功能无改善甚至继续恶化，应及时给予机械通气治疗，其指征主要包括：意识改变，呼吸肌疲劳，$PaCO_2 \geqslant 45mmHg(1mmHg=0.133kPa)$ 等。可先采用经鼻（面）罩无创机械通气，若无效应及早行气管插管机械通气。

（四）慢性持续期的治疗

要为每例初诊患者制定哮喘防治计划，定期随访、监测，提高患者的依从性，并根据患者病情变化及时修订治疗方案。

三、哮喘教育与管理

哮喘教育必须成为医患之间所有互助关系中的组成部分。对社区医师，专科医师，全科医师及其他医务人员进行继续教育，通过培训哮喘管理知识，提高与患者沟通技巧，做好患者及家属教育。患者教育的目标是增加理解、增强技能、增加满意度、增强自信心、增加依从性和自我管理能力，增进健康，减少卫生保健资源使用。哮喘教育是一个长期、持续的过程，需要经常教育，反复强化，不断更新，持之以恒。

第二章　循环系统疾病

第一节　急性心肌梗死

一、概述

心肌梗死（MI）是冠状动脉血供急剧减少或中断，使相应的心肌严重而持久的急性缺血所致的部分心肌急性坏死。心肌梗死最常见的病因是在冠状动脉粥样硬化病变的基础上继发血栓形成所致，其他非动脉粥样硬化的原因包括冠状动脉栓塞、主动脉夹层累及冠状动脉开口、冠状动脉炎、冠状动脉先天性畸形等。

心肌梗死在欧美国家常见。美国每年约有110万人发生心肌梗死，其中45万人为再梗死。心肌梗死在我国过去少见，近年逐渐增多，现患心肌梗死约200万人，每年新发50万人。其中城市多于农村，各地相比较以华北地区尤其是北京、天津两市最多。心肌梗死男性多于女性，国内资料男女发病比例在1.9：1～5：1。患病年龄在40岁以上者占87%～96.5%。女性发病较男性晚10年，男性患病的高峰年龄为51～60岁，女性则为61～70岁，随年龄增长男女比例的差别逐渐缩小。

二、发病机制

（一）斑块的稳定性

回顾分析急性心肌梗死患者梗死发病前的冠状动脉造影资料，68%的梗死相关血管发病的狭窄程度<50%，86%的梗死相关血管发病前的狭窄程度<70%，即心肌梗死并非在冠状动脉严重狭窄的基础上发生。1989年Muller提出了"易损斑块"的概念，即在冠状动脉粥样硬化的基础上，粥样斑块不稳定、裂纹或破裂，使斑

块内高度致血栓形成的物质暴露于血流中,引起血小板在受损表面黏附、活化、聚集,形成血栓,导致病变血管完全性或非完全性闭塞,引起临床急性心肌梗死的发病。易损(不稳定)斑块具有如下特征:脂质核较大,纤维帽较薄,含大量的巨噬细胞和 T 淋巴细胞,血管平滑肌细胞含量较少。

近年来的研究发现,导致粥样斑块破裂的机制如下:①斑块内 T 淋巴细胞通过合成细胞因子 γ-干扰素抑制平滑肌细胞分泌间质胶原,使斑块纤维帽结构变薄。②斑块内巨噬细胞、肥大细胞可分泌基质金属蛋白酶如胶原酶、凝胶酶、基质溶解酶等,加速纤维帽胶原的降解,使纤维帽变薄,更易破裂。③冠脉管腔内压力升高,血管张力增加或痉挛,心动过速时心室过度收缩和扩张所产生的剪切力,以及斑块滋养血管破裂均可诱发斑块与正常管壁交界处的部位破裂。

(二)血小板活化与聚集

在稳定型心绞痛患者中,也可能出现斑块破裂,甚至是多个斑块的破裂。对稳定型冠心病患者做血管内超声(IVUS)研究发现,在稳定型心绞痛患者中,约 1/3 的患者冠脉中存在多个易损斑块。斑块的破裂是急性心肌梗死发病的基础,而血小板的活化和聚集是触发血管内凝血的始动因子。由于不稳定动脉粥样斑块的破裂或表面溃烂,使内皮下基质暴露,与血小板表面受体结合,引发血小板的黏附和激活,继而形成富含血小板的血栓,同时凝血系统激活使已形成的血栓增大,部分或完全造成血管腔闭塞,最终发生急性心肌梗死。抗血小板治疗可以抑制血小板的黏附、聚集和释放功能,从而阻抑血栓形成,预防急性心肌梗死的发生。在 20 世纪 80～90 年代进行的一系列大规模临床试验结果显示:对于不稳定型心绞痛患者,使用阿司匹林可显著降低 50%～72%病死率及急性心肌梗死发生率。

三、再灌注治疗

20 世纪 60 年代对急性心肌梗死缺乏特异性治疗手段,病死率高达 30%;70 年代建立 CCU 后避免了一部分急性缺血性心律失常,尤其是心室颤动导致的死亡,使病死率降至 20%左右。但在之后的 20 年内无突破性进展,直至 80 年代末两个有关急性心肌梗死经静脉链激酶(SK)溶栓治疗的大规模临床研究表明,急性心肌梗死发病后 6h 内接受 SK 溶栓治疗可降低 30d 病死率 30%,急性心肌梗死再灌注治疗被临床广泛接受,成为 ST 段抬高型急性心肌梗死的主要治疗手段。

(一)经静脉溶栓

20 世纪 70 年代随着急性心肌梗死冠状动脉造影的普遍开展,临床普遍认识到冠状动脉内急性血栓形成是导致急性透壁性心肌梗死的原因。因此,从 20 世纪 70 年代末即有应用溶栓药物治疗急性心肌梗死的临床报道,但由于溶栓的时机、药物的剂量、注射的速度均是探索性的,导致结论大相径庭。1986 年第一个大规模的随机、单盲、多中心经静脉溶栓治疗临床研究 GISSI-1 得出了肯定性的结论。该临床试验入选胸痛发作 12h 以内的急性心肌梗死患者 11 806 例,其心电图 ST 段抬高或降低,入选者随机分为 SK 治疗组(SK 150 万 U 静脉滴注 60min)和对照组。结果,14~21d 的病死率降低 18%,SK 组(10.7%)显著低于对照组(13.0%)($P=0.000\ 2$);胸痛 1h 以内治疗者,SK 组住院病死率为 8.2%,对照组 15.4%,病死率降低 47%($P=0.000\ 1$);ST 段降低的患者住院病死率,SK 组 20.5%,对照组 16.3%,无显著性差异。1 年内的总病死率,SK 组(17.2%)较对照组(19.0%)明显降低($P=0.008$);但 ST 段下移者 1 年内的病死率,SK 组(34.0%)较对照组(24.2%)增加($P=0.02$)。该研究显示,SK 可降低心肌梗死患者 21d 内的病死率,且不增加严重合并症发生率,SK 组大出血和过敏性休克发生率很低(0.3% 和 0.1%),脑卒中发生率低于 1%,再梗死和心包炎发生率高于对照组。

1988 年 ISIS-2 研究组报道了类似的结果。ISIS-2 为双盲、安慰剂对照试验,入选疑似心肌梗死症状发作 24h 以内患者 17 000 余例,随机分为 SK 输注(150 万 U,静脉滴注 60min)加阿司匹林组(入选后立即阿司匹林 162.5mg 嚼服,然后每日 162.5mg 服用 1 个月)、SK 输注加安慰片剂组、安慰剂输注加阿司匹林组、安慰剂输注加安慰片剂组。主要终点事件为 35d 病死率,SK 加阿司匹林组(8.0%)较双安慰剂组(13.2%)降低 42%($P<0.000\ 01$),两药合用组较 SK 单用组(10.4%,$P<0.000\ 1$)和阿司匹林单用组(10.7%,$P<0.001$)均明显降低。服用阿司匹林患者 8 587 例,阿司匹林安慰剂患者 8 600 例,5 周的心血管病死率分别为 9.4% 对 11.8%,阿司匹林降低死亡危险性 23%($P<0.000\ 01$)。亚组分析显示 SK 并不降低 ST 段正常和下移患者的病死率。SK 和对照组相比,低血压和心动过缓(10% 对 2%)、变态反应(4.4% 对 0.9%)、大出血(0.5% 对 0.2%)、脑出血($n=7$ 对 $n=0$)和其他脑卒中($n=20$ 对 $n=13$)增加,再梗死增加(3.8% 对 2.9%),但 SK 加阿司匹林较单用阿司匹林组再梗死无增加(1.8% 对 1.9%)。说明 SK 或阿司匹林均降低 ST 段抬高患者 5 周的病死率,SK 所致的出血较多,阿司匹林显著降低非致死性再梗死和非致死性脑卒中的发生率。

1993 年 GUSTO 研究组报道了对比加速输注法(标准用法)重组组织型纤溶酶原激活剂(rt-PA)、SK 及两药合用对胸痛发作 6h 内急性心肌梗死的疗效,共入选 41 021 例患者。rt-PA(100mg 90min)用法为,15mg 静脉推注,0.75mg/kg 静脉滴注 30min,剂量不超过 50mg,最后 0.5mg/kg 静脉滴注 1h,剂量不超过 35mg。SK 150 万 U 静脉滴注 1h。两药联合为 rt-PA 90mg 和 SK 100 万 U 静脉滴注 90min。结果,30d 病死率 rt-PA(6.3%)较 SK(7.3%)下降 13.7%($P<0.001$)。严重出血发生率 rt-PA 和 SK 相等,卒中发生率 rt-PA(1.55%)似较 SK(1.31%)增加,但无显著性差异($P=0.09$)。一年内病死率 rt-PA(9.1%)仍较 SK(10.1)降低 10%($P=0.003$)。结果 rt-PA 加速静脉输注法在改善急性心肌梗死患者病死率方面明显优于 SK。

1.溶栓药物

均为外源性纤溶酶原激活剂,使纤溶酶原激活为纤溶酶,降解纤维蛋白及纤维蛋白原,溶解血栓。最初应用的溶栓药物主要是尿激酶(UK)和链激酶(SK),由于这两种药物导致系统性纤溶酶的激活,而产生出血现象。因此,开发出第二代纤维蛋白特异性的溶栓药物,如 rt-PA、茴香酰化纤溶酶原-链激酶激活剂复合物(APSAC)等。目前已研制出第三代新型溶栓剂,如 TNK-tPA,其特点是纤维蛋白特异性增强,抗纤溶酶原活化物抑制剂(PAI-I)活性增强,半衰期延长,便于弹丸式静脉注射使用。

(1)链激酶:链激酶是一种蛋白质,由 C 组 β 溶血性链球菌的培养液提纯精制而得,相对分子质量为 47 000,血浆半衰期 18～33min。SK 不直接激活纤溶酶原,而是通过与纤溶酶原结合成链激酶-纤溶酶原复合物,此复合物使纤溶酶原转化为纤溶酶,溶解血栓及激活循环中纤溶系统。链激酶具有抗原性,如体内抗体滴度高,便可中和一部分 SK,因此输注 SK 可引起变态反应(2%～4%),发热、皮疹和低血压(4%～10%)。患者接受 SK 治疗后,体内抗 SK 抗体滴度迅速增加,可达到用药前 50～100 倍,故重复使用至少间隔 4 年。而基因重组链激酶,虽然不是从链霉菌中产生,但因具有完整的链激酶抗原性而无法避免上述不良反应。用法:150 万 U 于 60min 内静脉滴注,配合低分子量肝素皮下注射,每日 2 次。

(2)尿激酶:从人新鲜尿中发现并分离纯化所得,在生理条件下,除纤溶酶原外,它没有其他底物,通过水解 Arg560-Va1561 肽键,将血液循环中大量存在的纤溶酶原激活为纤溶酶,进而由纤溶酶来降解血管中聚集凝结的血纤维蛋白。尿激酶有相对分子量为 54 000 和 31 600 两种,可直接激活纤溶酶原,半衰期 18～22min,但降解纤维蛋白原和凝血因子的作用可持续 12～24h。UK 无抗原性,不引起变态反应。用法:150 万 U 于 30min 内静脉滴注,配合低分子量肝素皮下注射,每日 2 次。

急性心肌梗死尿激酶溶栓试验国外报道较少,国内有两项大规模临床试验。

国家"八五"攻关课题组,对 1 138 例急性 ST 段抬高心肌梗死进行尿激酶溶栓试验,其中 1 023 例发病 6h 以内的 AMI 患者分为:低剂量组(2.2 万 U/kg)539 例和高剂量组(3.0 万 U/kg)484 例,两组临床血管再通率为 67.3% 和 67.8%,4 周病死率分别为 9.5% 和 8.7%。轻度和重度出血并发症,低剂量组为 6.68% 和 0.95%,高剂量组为 8.06% 和 1.65%,无显著性差异;高剂量组 2 例发生致命性脑出血,认为 2.2 万 U/kg 是安全有效的剂量。发病后 6~12h 的 AMI 患者 115 例(2.6 万 U/kg)与发病 6h 内用药组相比,血管再通率低(40.0% 对 67.5%,$P < 0.001$),4 周病死率高(13.9% 对 9.1%,但 $P > 0.05$),重度心力衰竭发生率高(13.0% 对 6.6%,$P < 0.02$),说明尿激酶延迟治疗组疗效低于发病 6h 内治疗者。另一项大规模试验为尿激酶(天普洛欣)多中心试验,对 1 406 例急性 ST 段抬高心肌梗死发病 12h 内患者,用尿激酶溶栓,其中 124 例行 90min 冠脉造影。结果,梗死血管临床再灌注率为 73.5%,90min 冠脉造影血管开通率为 72.6%,5 周病死率为 7.8%(109/1 406),轻度出血 10.2%,中重度出血 0.43%,脑出血 0.50%。提示 UK 的合适剂量可能为 150 万 U 左右,尿激酶治疗 AMI 有效。

(3)重组组织型纤溶酶原激活剂:组织型纤溶酶原激活剂(t-PA)是一种丝氨酸蛋白酶,相对分子质量 70 000,半衰期 5min 左右,是人体内的一种纤维蛋白溶解酶活化物,它与纤维蛋白结合,使血栓局部的纤溶酶原转化为纤溶酶,从而使血栓溶解。血管内皮细胞除生成纤溶酶原激活剂外,同时还生成一种快速作用的 t-PA 抑制剂,两者处于平衡状态。生理情况下,t-PA 具较弱的纤溶酶原激活作用,当结合纤维蛋白后,致构形变化,使 t-PA 与纤溶酶原结合力增加 600 倍,所以生理情况下 t-PA 具相对纤维特异性,溶栓的同时不引起全身纤溶激活状态。基因重组的组织型纤溶酶原激活剂(rt-PA)是一种相对分子质量为 65 000 的糖蛋白,含 527 个氨基酸,其具有血栓溶解快、纤维蛋白特异性高及对生成时间较长的血栓仍有作用等特点。rt-PA 无抗原性,重复使用效价不降低,激活全身纤溶系统不显著。用法:国外较为普遍的用法为加速给药方案(即 GUSTO 方案),首先静脉注射 15mg,继之在 30min 内静脉滴注 0.75mg/kg(不超过 50mg),再在 60min 内静脉滴注 0.5mg/kg(不超 35mg)。给药前静脉注射肝素 5 000U,继之以 1 000U/h 的速率静脉滴注,以 aPTT 结果调整肝素给药剂量,使 aPTT 维持在 60~80s。鉴于东西方人群凝血活性可能存在差异,以及我国脑出血发生率高于西方人群,我国进行的 TUCC 临床试验,应用 8mg rt-PA 静脉注射,42mg 静脉滴注 90min,配合肝素静脉应用,也取得较好疗效,90min 冠状动脉造影通畅率达到 79.3%。

2.溶栓治疗的适应证

①持续性胸痛超过 30min,含服硝酸甘油片症状不能缓解。两个或两个以上相邻导联 ST 段抬高(胸导联≥0.2mV,肢体导联≥0.1mV),或提示 AMI 病史伴左束支传导阻滞,起病时间<12h,年龄<75 岁(Ⅰ类适应证)。对前壁心肌梗死、低血压(收缩压<100mmHg)或心率增快(>100 次/分)患者治疗意义更大。②ST 段抬高,年龄≥75 岁。对这类患者,无论是否溶栓治疗,AMI 死亡的危险性均很大。尽管研究表明,对年龄≥75 岁的患者溶栓治疗降低病死率的程度低于 75 岁以下患者,治疗相对益处减少;但对年龄≥75 岁的 AMI 患者溶栓治疗每 1 000 例患者仍可多挽救 10 人生命。因此,慎重权衡利弊后仍可考虑溶栓治疗(Ⅱa 类适应证)。③ST 段抬高,发病时间 12～24h,溶栓治疗收益不大,但在有进行性缺血性胸痛和广泛 ST 段抬高并经过选择的患者,仍可考虑溶栓治疗(Ⅱb 类适应证)。④高危心肌梗死,就诊时收缩压>180mmHg 和(或)舒张压>110mmHg,这类患者颅内出血的危险性较大,应认真权衡溶栓治疗的益处与出血性卒中的危险性。对这些患者首先应镇痛、降低血压(如应用硝酸甘油静脉滴注、β 受体阻滞剂等),将血压降至 150/90mmHg 时再行溶栓治疗,但是否能降低颅内出血的危险性尚未得到证实。对这类患者若有条件应考虑直接 PCI 或支架置入术(Ⅱb 类适应证)。⑤虽有 ST 段抬高,但起病时间>24h,缺血性胸痛已消失者或仅有 ST 段压低者不主张溶栓治疗(Ⅲ类适应证)。

3.溶栓治疗禁忌证及注意事项

——①既往任何时间发生过出血性脑卒中,一年内发生过缺血性脑卒中或脑血管事件。②颅内肿瘤。③近期(2～4 周)活动性内脏出血(月经除外)。④可疑主动脉夹层。⑤入院时有严重且未控制的高血压(>180/110mmHg)或既往有慢性严重高血压病史。⑥目前正在使用治疗剂量的抗凝药[国际标准化比率(INR 2～3)],已知的出血倾向。⑦近期(2～4 周)创伤史,包括头部外伤、创伤性心肺复苏或较长时间(>10min)的心肺复苏。⑧近期(2～3 周)外科大手术。⑨近期(<2 周)在不能压迫部位的大血管穿刺。⑩曾使用链激酶(尤其 5d～2 年内使用者)对其过敏的患者,不能重复使用链激酶。⑪妊娠。⑫活动性消化性溃疡。

4.再灌注成功的评判

临床判断:①心电图抬高的 ST 段于 2h 内回降>50%。②胸痛于 2h 内基本消失。③2h 内出现再灌注性心律失常(短暂的加速性室性自主节律,房室或束支传导阻滞突然消失,或下后壁心肌梗死的患者出现一过性窦性心动过缓、窦房传导阻滞),或低血压状态。④血清 CK-MB 峰值提前出现在发病 14h 内。具备上述四项中两项或两项以上者,考虑再通;但第②和第③两项组合不能被判定为再通。

冠状动脉造影检查观察血管再通情况,通常采用90min冠状动脉造影所示血流TIMI分级。

TIMI 0级:梗死相关冠状动脉完全闭塞,远端无造影剂通过;

TIMI 1级:少量造影剂通过血管阻塞处,但远端冠状动脉不显影;

TIMI 2级:梗死相关冠状动脉完全显影但与正常血管相比血流较缓慢;

TIMI 3级:梗死相关冠状动脉完全显影且血流正常。

根据TIMI分级达到2、3级者表明血管再通,但2级者通而不畅。

(二)直接经皮冠状动脉介入治疗(PCI)

急性心肌梗死早期溶栓治疗使血管再通,可明显降低病死率并改善幸存者左心室功能。但溶栓治疗有许多限制:在全部AMI患者中仅有约1/3适宜并接受溶栓治疗,而不适宜溶栓治疗的患者其病死率大大高于适于溶栓的患者;不论应用何种溶栓剂、采用何种给药方法,其用药后90min通畅率最多达到85%,达到TIMI 3级血流者至多50%~55%;另外,溶栓治疗后由于残余狭窄的存在,15%~30%缺血复发;且0.3%~1%发生颅内出血。由于以上限制,AMI的介入性治疗近年来被较广泛应用并取得重要进展。

1983年Hartzler等报道了AMI的直接PCI,此后一系列报道证实AMI的直接PCI有效、可行,其成功率可达83%~97%。与溶栓治疗相比,直接PCI再通率高,残余狭窄轻,左心室射血分数(LVEF)较高,更明显地降低病死率,减少再梗死的发生,并减少出血并发症。Weaver等对1985年1月至1996年3月间的10个单中心和多中心的直接PCI与溶栓治疗的随机对照临床试验进行了汇总分析,共包括2 606名患者,结果表明,1 290例直接PCI患者30d病死率(4.4%)显著低于1 316例溶栓治疗患者的病死率(6.5%),直接PCI减少死亡危险34%(OR 0.66;95% CI 0.46~0.94,$P=0.02$);直接PCI明显减少卒中的总发生率(0.7% vs 2.0%,$P=0.007$)及出血性卒中的发生率(0.1 vs 1.1%,$P<0.001$)。该汇总分析结果表明,如果直接PCI的成功率能达到这些临床试验中所达到的高水平,对AMI患者直接PCI的效果优于溶栓治疗。直接PCI可明显降低AMI并发心源性休克的病死率。AMI并发心源性休克时内科治疗的病死率高达80%~90%,静脉溶栓治疗不能显著降低病死率,据GISSI研究KillipⅣ级患者给予SK溶栓治疗病死率仍高达70%,而直接PCI可使其病死率降至50%以下。

直接PCI的适应证:①在ST段抬高和新出现或怀疑新出现左束支传导阻滞的AMI患者,直接PCI作为溶栓治疗的替代治疗,但直接PCI必须由有经验的术者和相关医务人员在有适宜条件的导管室、于发病 12h 内实施,或虽超过 12h 但缺血症状仍持续时,对梗死相关动脉进行 PCI(I 类适应证)。②急性 ST 段抬高型心肌梗死或新出现左束支传导阻滞的 AMI 并发心源性休克患者,年龄<75 岁,AMI 发病在 36h 内,并且血管重建术可在休克发生 18h 内完成,应首选直接 PCI 治疗(Ⅰ类适应证)。③适宜再灌注治疗而有溶栓治疗禁忌证者,直接 PCI 可作为一种再灌注治疗手段(Ⅱa 类适应证)。④发病<3h 的,就诊至开始球囊扩张时间减去就诊至溶栓治疗时间<1h,选择 PCI;>1h,则选择溶栓。

四、AMI 规范化治疗

(一)诊断与危险评估

AMI 疼痛通常在胸骨后或左胸部,可向左上臂、颌部、背部或肩部放射;有时疼痛部位不典型,可在上腹部、颈部、下颌等部位。疼痛常持续 20min 以上,通常呈剧烈的压榨性疼痛或紧迫、烧灼感,常伴有呼吸困难、出汗、恶心、呕吐或眩晕等症状。应注意非典型疼痛部位、无痛性心肌梗死和其他不典型表现,女性常表现为不典型胸痛,而老年人更多地表现为呼吸困难。要与急性肺动脉栓塞、急性主动脉夹层、急性心包炎及急性胸膜炎等引起的胸痛相鉴别。急诊科对疑诊 AMI 的患者应争取在 10min 内完成临床检查,描记 18 导联心电图(常规 12 导联加 $V_{7\sim9}$,$V_3R\sim V_5R$)并进行分析,对有适应证的患者在就诊后 30min 内开始溶栓治疗或 90min 内直接急诊 PCI 开通梗塞相关血管。

急性、进展性或新近心肌梗死的诊断:新近坏死的生化标记物明显升高并且逐渐下降(肌钙蛋白),或迅速上升与回落(CK-MB),同时至少具有下列一项:①缺血症状。②心电图病理性 Q 波。③心电图提示缺血(ST 段抬高或压低)。④冠状动脉介入治疗后。天冬氨酸转氨酶(AST)、肌酸激酶(CK)、肌酸激酶同工酶(CK-MB)为传统的诊断 AMI 的血清标记物,但应注意到一些疾病可能导致假阳性,如肝脏疾病(通常 ALT>AST)、心肌疾病、心肌炎、骨骼肌创伤、肺动脉栓塞、休克及糖尿病等疾病均可影响其特异性。肌红蛋白可迅速从梗死心肌释放而作为早期心肌标记物,但骨骼肌损伤可能影响其特异性,故早期检出肌红蛋白后,建议再测定 CKMB、肌钙蛋白(cTnl,cTnT)等更具心脏特异性的标记物予以证实。

(二)急性心肌梗死国际分型

Ⅰ型:因原发性冠状动脉病变,如动脉粥样硬化斑块破裂或内膜撕裂、夹层,导致急性心肌缺血、坏死。

Ⅱ型:因冠状动脉血氧供需失衡所导致的心肌缺血坏死,如冠状动脉痉挛、贫血、低血压等。

Ⅲ型:心脏猝死。

Ⅳa型:冠状动脉介入手术(PCI)相关的心肌梗死(TnT>3倍正常上限)。

Ⅳb型:冠状动脉支架内血栓导致的心肌梗死。

Ⅴ型:冠状动脉旁路手术(CABG)相关的心肌梗死(TnT>5倍正常上限)。

(三)治疗

1.阿司匹林

所有患者只要无禁忌证均应立即口服水溶性阿司匹林或嚼服肠溶阿司匹林150~300mg。以后50~150mg/d,终身服用。

2.氯吡格雷

所有患者只要无禁忌证均应立即口服氯吡格雷300~600mg,计划直接PCI的患者,建议口服600mg。以后75mg/d,至少服用12个月。

3.监测

持续心电、血压和血氧饱和度监测,及时发现和处理心律失常、血流动力学异常和低氧血症。

4.卧床休息

可降低心肌耗氧量,减少心肌损害。对血流动力学稳定且无并发症的AMI患者一般卧床休息1~3d,对病情不稳定及高危患者卧床时间应适当延长。

5.建立静脉通道

保持给药途径畅通。

6.镇痛

剧烈胸痛使患者交感神经过度兴奋,产生心动过速、血压升高和心肌收缩功能增强,从而增加心肌耗氧量,并易诱发快速性室性心律失常,应迅速给予有效镇痛剂。可给吗啡3mg静脉注射,必要时每5min重复1次,总量不宜超过15mg。不良反应有恶心、呕吐、低血压和呼吸抑制。一旦出现呼吸抑制,可每隔3min静脉注射纳洛酮0.4mg(最多3次)以拮抗之。

7.吸氧

患者初起即使无并发症,也应给予鼻导管吸氧,以纠正因肺淤血和肺通气/血流比例失调所致的缺氧。在严重左心衰竭、肺水肿合并有机械并发症的患者,多伴有严重低氧血症,需面罩加压给氧或气管插管并机械通气。

8.硝酸甘油

AMI患者只要无禁忌证通常使用硝酸甘油静脉滴注 12～24h,然后改用口服硝酸酯制剂。在 AMI 并且有心力衰竭、大面积前壁梗死、持续性缺氧或高血压的患者发病后 24～48h,应使用硝酸甘油静脉滴注。在有复发性心绞痛或持续性肺充血的患者可连续使用 48h 以上。硝酸甘油的不良反应有头痛和反射性心动过速,严重时可产生低血压和心动过缓,加重心肌缺血,此时应立即停止给药、抬高下肢、快速输液和给予阿托品,严重低血压时可给多巴胺。硝酸甘油的禁忌证有低血压(收缩压＜90mmHg)、严重心动过缓(＜50 次/分)或心动过速(＞100 次/分)。下壁伴右室梗死时,因更易出现低血压也应慎用。

静脉滴注硝酸甘油应从低剂量开始,即 $10\mu g/min$,可酌情逐渐增加剂量,每 5～10min 增加 5～10μg,直至症状控制、血压正常者动脉收缩压降低 10mmHg,或高血压患者动脉收缩压降低 30mmHg 为有效治疗剂量。最高剂量以不超过 $100\mu g/min$ 为宜,过高剂量可增加低血压的危险。静脉滴注二硝基异山梨酯的剂量范围为 2～7mg/h,开始剂量 $30\mu g/min$,观察 30min 以上,如无不良反应可逐渐加量。

9.抗凝治疗

凝血酶是使纤维蛋白原转变为纤维蛋白最终形成血栓的关键环节,因此抑制凝血酶至关重要。抑制途径包括抑制其生成(即抑制活化的因子 X)和直接灭活已形成的凝血酶。目前认为抑制生成较直接灭活在预防血栓形成方面更有效。肝素作为 AMI 溶栓治疗的辅助治疗剂,随溶栓制剂不同用法也有不同。rt-PA 为选择性溶栓剂,半衰期短,对全身纤维蛋白原影响较小,血栓溶解后仍有再次血栓形成的可能,故需要与充分抗凝治疗相结合。溶栓前先静脉注射肝素 5 000U 冲击量,继之以 1 000U/h 维持静脉滴注48h,根据 aPTT 调整肝素剂量。48h 后改用皮下肝素 7 500U,每日 2 次,治疗 2～3d。尿激酶和链激酶均为非选择性溶栓剂,对全身凝血系统影响很大,包括消耗因子 V 和 Ⅷ,大量降解纤维蛋白原,因此溶栓期间不需要充分抗凝治疗,溶栓后开始测定 aPTT,待 aPTT 恢复到对照时间 2 倍以内时(约 70s)开始给予皮下肝素治疗。对于因就诊晚已失去溶栓治疗机会、临床未显示有自发再通情况,或虽经溶栓治疗临床判断梗死相关血管未能再通的患者,肝素静脉滴注治疗是否有利并无充分证据,相反对于大面积前壁心肌梗死的患者有增加心脏破裂的倾向。此情况下以采用皮下注射肝素治疗较为稳妥。

低分子量肝素为普通肝素的一个片段,平均相对分子质量在 4 000～6 500,其抗因子 X 的作用是普通肝素的 2～4 倍,但抗 Ⅱa 的作用弱于后者。由于倍增效应,1分子因子Xa可以激活产生数十分子的凝血酶,故从预防血栓形成的总效应方面低分子量肝素应优于普通肝素。国际多中心随机临床试验研究 ESSENCE、TIMI-11B、FRAXIS 研究已证明低分子量肝素在降低不稳定性心绞痛患者的心脏事件方面优于或者等于静脉滴注普通肝素。鉴于低分子肝素有应用方便、不需监测凝血时间、严重出血并发症低等优点,建议可用低分子量肝素代替普通肝素。

10.β受体阻滞剂

通过减慢心率,降低体循环血压和减弱心肌收缩力来减少心肌耗氧量,在改善缺血区的氧供需失衡,缩小心肌梗死面积,降低急性期病死率方面有肯定疗效,无该药禁忌证的情况下应及早常规应用。常用的β受体阻滞剂为美托洛尔、阿替洛尔,前者常用剂量为 25~50mg,每日2次或3次,后者为 6.25~25mg,每日2次。用药需严密观察,使用剂量必须个体化。在较急的情况下,如前壁 AMI 伴剧烈胸痛或高血压者,β受体阻滞剂也可静脉使用,美托洛尔静脉注射剂量为每次 5mg,间隔 5min 后可再给予1~2次,继口服剂量维持。β受体阻滞剂治疗的禁忌证为:①心率<60 次/分。②动脉收缩压<100mmHg。③中重度左心衰竭(Killip Ⅲ、Ⅳ级)。④二、三度房室传导阻滞或 PR 间期>0.24s。⑤严重慢性阻塞性肺部疾病或哮喘。⑥末梢循环灌注不良。相对禁忌证为:①哮喘病史。②周围血管疾病。③胰岛素依赖性糖尿病。

11.血管紧张素转换酶抑制剂(ACEI)

主要作用机制是通过影响心肌重塑、减轻心室过度扩张而减少充血性心力衰竭的发生率和病死率。几个大规模临床随机试验如 ISIS-4(心肌梗死存活者国际研究-4)、GISSI-3(意大利链激酶治疗急性心肌梗死研究-3)、SMILE(心肌梗死存活者长期评价)和 CCS-1(中国心脏研究-1)已确定 AMI 早期使用 ACEI 能降低病死率,尤其是前6周的病死率降低最显著,而前壁心肌梗死伴有左心室功能不全的患者获益最大。在无禁忌证的情况下,溶栓治疗后血压稳定即可开始使用 ACEI,使用的剂量和时限应视患者情况而定,一般来说,AMI 早期应从低剂量开始,逐渐增加剂量,例如初始给予卡托普利 6.25mg 作为试验剂量,一日内可加至 12.5mg 或 25mg,次日加至 12.5~25mg,每日2~3次。对于4~6周后无并发症和无左心室功能障碍的患者,可停服 ACEI 制剂;若 AMI 特别是前壁心肌梗死合并左心功能不全,ACEI 治疗期应延长。因咳嗽等不良反应而不能耐受 ACEI 制剂者,可应用血管紧张素受体拮抗剂(ARB)替代。ACEI 的禁忌证:①急性期动脉收缩压<100mmHg。②临床出现严重肾衰竭(血肌酐>265mmol/L)。③有双侧肾动脉狭窄病史者。④对 ACEI 制剂过敏者。⑤妊娠、哺乳期妇女等。

12.他汀类药物

因急性冠脉综合征收住院治疗的患者,应在住院后立即或 24h 内进行血脂测定,并以此作为治疗的参考值。无论患者的基线血清总胆固醇(TC)和低密度脂蛋白胆固醇(LDL-C)值是多少,都应尽早给予他汀类药物治疗。原已服用降脂药物者,发生急性冠脉综合征时不必停止降脂治疗,除非出现禁忌证。MIRACL 研究入选 3 086 例不稳定心绞痛或无 ST 段抬高的急性心肌梗死住院患者,于住院 96h 内随机分为阿托伐汀(80mg/d)治疗组和安慰剂组,平均观察 16 周。结果为主要联合终点(死亡、非致命性心肌梗死、心肺复苏或再次发作心绞痛并观察证据需住院治疗率)发生的危险性阿托伐汀组(14.8%)比对照组(17.4%)降低 16%($P =$ 0.048)。研究表明,急性冠脉综合征患者早期应用他汀类药物治疗可显著减少心肌缺血事件再发。急性冠脉综合征时,应使用他汀类药物强化降脂,如无安全性方面不利因素的情况下,用药目标是使 LDL-C 降至<1.8mmol/L(70mg/dL),或在原有基线上降低 40%。在住院期间开始药物治疗有两点明显的益处:①能调动患者坚持降脂治疗的积极性。②能使医生和患者自己更重视出院后的长期降脂治疗。

心脏保护研究(HPS)入选 20 536 例发生心血管事件的高危成年人,血清 TC≥3.5mmol/L。随机给 40mg/d 辛伐他汀或安慰剂,平均随访 5 年。结果与安慰剂组比,为辛伐他汀组全因死亡相对危险降低 13%,重大血管事件减少 24%,冠心病病死率降低 18%,非致命性心肌梗死和冠心病病死减少 27%,脑卒中减少 25%,血运重建术需求减少 24%,肌病、癌症发病率或因其他非心血管病住院均无明显增多。结论认为,对心血管高危险人群,TC>3.5mmol/L 者长期降低胆固醇治疗可获显著临床益处。

第二节 高血压

一、定义和分类

高血压是以体循环动脉血压增高为主要临床表现的临床综合征。

约 90% 的高血压患者,血压增高原因不明,称为原发性高血压,或称为高血压病。其余 10% 高血压患者,其血压增高与某种疾病有关,称为继发性高血压。这些可以引起血压增高的疾病包括:肾实质疾病、肾血管疾病、嗜铬细胞瘤、库欣综合征、原发性醛固酮增多症、主动脉缩窄以及肾上腺-肾脏轴一些原因不明的可引起钠潴留的常染色体显性或隐性遗传病。

高血压是我国最常见的心血管疾病之一,根据 1991 年全国流行病调查结果,在 15 岁以上的成年人中,高血压的发病率为 11.88%。根据最近卫生部统计结果,我国高血压患者约 1.6 亿。许多疾病,如动脉粥样硬化性心脏病、脑卒中、心力衰竭、肾功能不全等都和高血压直接相关。根据 Framingham 研究,高血压患者和正常血压者相比,脑卒中发病率增高 4 倍,心力衰竭发病率增高 6 倍。

二、诊断

（一）家族史和临床病史

高血压有一定的家族遗传倾向,所以询问家族史十分重要。除了高血压的家族史外,其他相关疾病如糖尿病、冠心病、脑卒中等的家族史也要询问。

高血压的临床病史包括:高血压起病时间、病程、血压增高的程度,伴随的症状,药物治疗情况及治疗的效果,是否已经有心、脑、肾、眼底、大血管等靶器官损害的症状等。

（二）体格检查

仔细的体格检查有助于发现继发性高血压的线索及靶器官损害的情况。体格检查包括:正确测量四肢血压,测量体重指数,测量腰围,检查眼底,观察有无 Cushing 面容、神经纤维瘤性皮肤斑、甲状腺功能亢进性突眼征、下肢水肿,听诊颈动脉、胸主动脉、腹部动脉、股动脉有无杂音,甲状腺触诊,四肢脉搏搏动情况。全面的心肺检查,检查腹部有无肾脏肿大、肿块,神经系统检查等。

（三）实验室检查

1.常规检查

（1）血液生化（血清钾,空腹血糖,血清总胆固醇、甘油三酯、高密度脂蛋白胆固醇、低密度脂蛋白胆固醇、尿素氮、肌酐、尿酸）。

（2）血常规:血红蛋白、血细胞比容。

（3）尿常规:尿蛋白、尿糖和尿沉渣镜检,糖尿病和慢性肾病患者应至少每月查一次尿蛋白。

（4）心电图。

2.推荐检查项目

(1)超声心动图、颈动脉和股动脉超声检查。

(2)餐后血糖(正常值:空腹血糖≤6.1mmol/L 或 110mg/dL)。

(3)C 反应蛋白(高敏)。

(4)尿微量白蛋白(糖尿病患者必查)。

(5)尿蛋白定量(尿蛋白阳性者检查此项目)。

(6)眼底检查。

(7)胸片。

(8)怀疑继发性高血压者,根据需要分别进行以下检查:①血浆肾素活性、血尿醛固酮、血儿茶酚胺等。②肾动脉造影。③肾和肾上腺超声、CT 或 MRI。

(四)血压的测量

1.诊所血压

诊所血压是临床诊断高血压和分级的标准方法,具体测量方法如下:

(1)选择经过校准的水银柱血压计或符合国际标准(BHS 和 AAMI)的电子血压计进行测量。袖带大小应适合患者上臂臂围,肥胖或臂围大者应使用大号袖带,臂围小者应使用小号袖带,儿童应使用儿童专用袖带。臂围大者用小号袖带,可使血压测量结果偏高。

(2)被测者至少安静休息 5min,测坐位右上肢血压,如果怀疑有外周血管病,首次就诊时应测左、右上肢血压,取较高一侧的血压值作为患者血压。特殊情况下可测卧位或立位血压。一般情况下卧位血压低于坐位血压及立位血压。老年人、糖尿病患者及出现体位性低血压情况者,应加测立位血压。

(3)被测的手臂放在与心脏同一水平,缚紧袖带,袖带下缘应在肘上 2.5cm,将听诊器胸件置于肘窝肱动脉处。

(4)将袖带充气至估计血压以上 30mmHg,然后放气。在放气过程中听取柯氏(Korotkoff)音,柯氏音第Ⅰ时相(开始出现)和第Ⅴ时相(消失)时的水银柱高度分别定为该患者的收缩压和舒张压。<12 岁儿童、妊娠妇女、严重贫血、甲状腺功能亢进、主动脉瓣关闭不全及柯氏音不消失者,以柯氏音第Ⅳ时相(变音)定义为舒张压(此时可能会高估实际的舒张压)。

(5)应相隔 2min 重复测量,取 2 次读数的平均值记录。如果 2 次读数相差 5mmHg 以上,应再次测量,取两次最接近的读数的平均值记录。

2.自测血压

患者自己在家测量血压对于评估血压水平及严重程度，是否为"白大衣高血压"，评估降压疗效，改善治疗依从性，增加患者主动参与治疗都有价值。推荐使用经国际标准(BHS和AAMI)检测的上臂式全自动或半自动电子血压计，患者也可学习用标准的水银柱血压计。自测血压的正常上限参考值为135/85mmHg。

3.动态血压测量

动态血压主要用于以下几种情况：

(1)怀疑白大衣高血压；

(2)顽固的难治性高血压，作为调整治疗方案的根据；

(3)发作性高血压或低血压；

(4)评价降压治疗的疗效；

(5)评估血压升高的严重程度及对预后的意义；

(6)评估昼、夜心血管调节机制；

(7)降压新药及治疗方案的疗效评估。

目前，诊所血压测量仍是高血压诊断的主要依据，动态血压测量不能取代诊所血压测量。

(五)高血压的危险分层

根据血压水平、靶器官损害情况、合并存在的其他危险因素及临床情况，可以将高血压患者进行危险分层。危险分层可以帮助临床医师决定治疗方针和策略，判断高血压患者的预后(表2-1)。

表 2-1　高血压患者的危险分层

危险分层	血压(mmHg)		
	1级(SBP140～159 和/或 DBP90～99)	2级(SBP160～179 和/或 DBP100～109)	3级(SBP≥180 和/或 DBP≥110)
Ⅰ无其他危险因素	低危	中危	高危
Ⅱ1～2个危险因素	中危	中危	高危
Ⅲ≥3个危险因素或 器官损害或糖尿病	高危	高危	高危
Ⅳ有并存的临床情况	高危	高危	高危

三、治疗

(一)高血压治疗的目标

治疗高血压的主要目的是最大限度地降低心脑血管疾病死亡率和病残总危险率。这就要求在治疗高血压的同时,全面干预合并存在的所有可逆性危险因素(如吸烟、高胆固醇血症或糖尿病等),并适当处理同时存在的各种临床情况。要达到这一目的,就要求平衡降压,长期维持。收缩压/舒张压应降至 140/90mmHg 以下,老年患者的收缩压可降至 150mmHg 以下,有糖尿病或肾病的高血压患者,降压目标是<130/80mmHg。

(二)高血压治疗策略

1.非药物治疗

(1)所有高血压患者都应提倡健康的生活方式,消除不利于心理和身体健康的行为和习惯,具体内容包括:减重、合理膳食、限盐、多吃蔬菜水果、戒烟、限酒、适度运动、保持情绪稳定和心态平衡。

(2)减重:减少热量,膳食平衡,增加运动,BMI 保持在 20~24kg/m^2。

(3)限盐:每日食盐量≤6g。

(4)减少膳食脂肪:总脂肪<总热量的 30%,饱和脂肪<10%,少吃甜食。

2.高血压药物治疗策略

(1)高危患者应立即开始对高血压及其并存的危险因素和临床情况进行药物治疗。

(2)中危患者可以观察患者病情数周,由临床医师决定何时开始药物治疗。

(3)低危患者可以观察患者相当一段时间,然后决定是否开始药物治疗。

(三)高血压的药物治疗

1.高血压药物治疗的原则

(1)开始采用较小的有效剂量,以尽量减少药物的不良反应,如疗效不满意,可逐步增加剂量。

(2)应尽量采用能每日服药 1 次,即可 24h 控制血压的长效药物或制剂(降压T/P 比值应>50%)。每日服药 1 次,可增加患者的顺应性,有利于提高血压控制率。

(3)为了提高降压疗效,减少不良反应,可联合应用小剂量不同作用+机制的降压药,使疗效互补,不良反应抵消。2 级以上的高血压为了降压达标,常需联合用药。

2.常用的降压药物

目前我国常用的降压药主要有五类：利尿剂、β受体阻滞剂、血管紧张素转换酶抑制剂（ACEI）、血管紧张素受体阻滞剂（ARB）、钙拮抗剂（CCB）。

3.降压药的联合应用

大多数高血压患者为了控制血压达标，必须使用两种以上的降压药。2级以上高血压患者，常常一开始就要用两种降压药，才能有效地控制血压。联合用药时，所选用的药物剂量不宜过大，其治疗作用应相加，其不良反应可以互相抵消，或至少不重叠或相加。现有的临床试验结果支持以下类别降压药组合：

（1）利尿剂＋β受体阻滞剂；

（2）利尿剂＋ACEI或ARB；

（3）CCB（DHP）＋β受体阻滞剂；

（4）CCB＋ACEI或ARB；

（5）CCB＋利尿剂；

其中CCB＋ACEI或ARB和利尿剂＋ACEI或ARB是目前证据最多、疗效较好的联合。CCB＋β受体阻滞剂对高血压合并冠心病心绞痛的患者疗效较好，利尿剂＋β受体阻滞剂对糖脂代谢有不利的影响，故不宜用于已有糖脂代谢异常的患者。

4.特殊人群的降压治疗

（1）老年人：同样应当降压，但剂量应缓慢增加，以免发生不良反应。五类降压药对老年人均可获益。老年人在降压同时，尤要注意合并存在的危险因素，靶器官损害以及心脑血管病。老年人将SBP降至140mmHg可能较困难，常需两种以上降压药联合应用。中国的高血压指南将老年人降压靶目标定为150mmHg。舒张压降至70mmHg以下可能影响冠状动脉灌注。

（2）黑色人种：常有低肾素、高血容量、高血管阻力，所以黑色人种高血压常首选利尿剂，单独使用或合用CCB。

（3）肥胖：减肥可能有助于提高所有降压药物的疗效。

（4）糖尿病：要求将血压降至130/80mmHg以下，因此常须联合用药。

ACEI对1型糖尿病，ARB对2型糖尿病防止肾损害有益。

（5）慢性肾病：要求将血压降至130/80mmHg以下。ACEI和ARB有利于延缓肾病进展。血肌酐水平增高（1.3～3.0mg/dL）者，使用ACEI和ARB时应监测肾功能，如血肌酐升高30%以上，应酌情减量或停药。基线血肌酐水平>3mg/dL者，慎用ACEI和ARB。有慢性肾病者，不宜用噻嗪类利尿剂，以免加重肾损害，如有需要,可考虑用袢利尿剂。

(6)脑卒中:有证据显示有 TIA 或脑卒中史者,可因降压治疗获益(PATS、PROGRESS),降压目标值也是 140/90mmHg 以下。但是对急性脑卒中,可能需要将收缩压维持在 160~170mmHg,以保证脑灌注。

(7)冠心病:降压目标值为 130/80mmHg 以下。稳定性心绞痛时首选 β 受体阻滞剂或长效 CCB,急性冠脉综合征时首选 β 受体阻滞剂或 ACEI,心肌梗死后患者首选 ACEI、β 受体阻滞剂,急性冠脉综合征时慎用 CCB。

(8)心力衰竭:ACEI、ARB、β 受体阻滞剂、利尿剂等均可选用。

(9)妊娠:如果 DBP>100mmHg,即应开始治疗。妊娠期不推荐减重和较剧烈的运动。应戒烟酒。药物治疗推荐甲基多巴作为一线降压药。肼屈嗪和拉贝洛尔也是安全的。ACEI 和 ARB 已证明对胎儿有害。

5.经静脉降压治疗

(1)经静脉降压治疗的适应证:高血压急症时需要经静脉降压治疗。高血压急症是指血压严重升高(>180/120mmHg)伴进行性靶器官功能不全。高血压亚急症时,虽然血压严重升高(180/120mmHg)但不伴有靶器官功能不全,此时可用口服降压药,不一定要用经静脉降压治疗。

(2)常用静脉降压药:包括以下几种。

1)硝普钠:起始剂量 $0.25\mu g/(kg \cdot min)$,维持剂量 $0.5\sim10\mu g/(kg \cdot min)$ 静脉滴注。

2)硝酸甘油:$5\sim250\mu g/min$ 静脉滴注。

3)艾司洛尔:第 1 分钟 $500\mu g/(kg \cdot min)$,维持 $50\sim300\mu g/(kg \cdot min)$ 静脉滴注。

4)尼卡地平:起始 5mg/h,可以每 15min 增加 $1.0\sim2.5$mg/h 静脉滴注,直至 15mg/h。

5)乌拉地尔:首剂 $10\sim50$mg 静脉注射,以后 $2\sim5\mu g/(kg \cdot min)$ 静脉滴注。

6)地尔硫草:开始剂量 $5\mu g/(kg \cdot min)$,通常剂量 $5\sim40/Lg/(kg \cdot min)$ 持续静脉滴注。

第三节　心律失常

正常心律起源于窦房结,成人频率 60~100 次/分。心律失常是指心脏激动的起源、频率、节律、传导速度和传导顺序等的异常。多数情况下,心律失常不是一种独立的疾病,而是众多心脏或非心脏疾病或生理情况下导致的心肌细胞电生理异常。少数情况下,以综合征的形式出现,如预激综合征、病态窦房结综合征、长 QT 综合征、短 QT 综合征等。

一、分类

心律失常分类方法较多,尚未完全统一。根据不同的临床情况和标准有不同的分类方法。按心律失常发生的原理及心电图可分为 3 类,见表 2-2。

表 2-2　按心律失常发生原理及心电图的分类

(一)冲动起源异常
 1.窦性心律失常:窦性心动过速;窦性心动过缓;窦性心律不齐;窦性停搏;窦房阻滞
 2.异位心律
  (1)被动性异位心律:逸搏(房性、房室交界性、室性);逸搏心律(房性、房室交界性、室性)
  (2)主动性异位心律:期前收缩(房性、房室交界性、室性);心动过速(室上性、室性);心房扑动、心房颤动;心室扑动、心室颤动
(二)冲动传导异常
 1.生理性:干扰及房室分离
 2.心脏传导阻滞:窦房传导阻滞;心房内传导阻滞;房室传导阻滞;心室内传导阻滞(左、右束支及左束支分支传导阻滞)
 3.房室间传导途径异常:预激综合征
(三)激动起源失常伴传导失常:异位心律、反复心律、并行心律

按心律失常发作时心率的快慢可分为快速性和缓慢性心律失常。按发作时血流动力学是否稳定及临床表现分为:①血流动力学稳定:无症状或症状轻微。②血流动力学不稳定:晕厥前兆(头晕、乏力或虚脱、黑矇)、晕厥、心脏骤停。其中"血流动力学不稳定"虽在广泛使用但尚没有严格定义,一般的含义是:心律失常伴有低血压和组织灌注不足,如不及时治疗可能导致休克或心脏骤停。按预后可分为良性和恶性或良性、潜在致命性和致命性。按遗传可分为先天性和获得性心律失常。根据病因可分为冠心病、高血压、先天性心脏病、心肌病(扩张型心肌病、肥厚型心肌病、致心律失常性右室心肌病)、心脏瓣膜病等。总之,上述分类方法分别或联合应用,有助于依据心律失常的发生原理、频率、严重程度及其病因指导临床医生选择恰当的治疗方案。

二、病因

心律失常可见于各种器质性心脏病,其中以冠状动脉粥样硬化性心脏病、心肌病、心肌炎和风湿性心脏病多见,尤其在发生心力衰竭或急性心肌梗死时。发生在健康人或自主神经功能失调患者中的心律失常也不少见,也可见于非心源性疾病如慢性阻塞性肺病、急性胰腺炎、急性脑血管病、甲状腺功能亢进、甲状腺功能减退等,其他常见的病因有电解质紊乱、麻醉、低温、缺氧、胸腔或心脏手术、药物的致心律失常、电击伤、中暑等。部分患者病因不明。

三、诊断

(一)病史和体格检查

病史通常能提供足够的信息帮助建立初步的诊断。询问病史时应详细了解发作时患者的感受,心率、心律,每次发作的起止与持续时间,发作的诱因、频率,治疗经过(用过何种药物,药物治疗效果)等。发作时的伴随症状,如有无低血压、晕厥或近乎晕厥、抽搐、心绞痛或心力衰竭等表现。同时需了解患者的既往史,是否有冠心病、高血压、心肌病等。体格检查有助于发现相关病因的体征、心律失常的某些特征及心律失常对血流动力状态的影响。

(二)辅助检查

心电图是诊断心律失常最重要的一项非侵入性检查技术,应记录 12 导联心电图、24h 动态心电图或其他心电监测装置。其他的诊断和评估方法有心电向量图、心脏电生理检查、运动试验、心室晚电位、直立倾斜试验、心率变异性、QT 间期和 QT 离散度等。对于某些特殊患者,基因检测也是诊断的重要组成部分。

腺苷的作用比较复杂,在心脏主要通过心肌细胞腺苷 A_1 受体发挥作用,腺苷的直接效应是激活位于心房、窦房结和房室结细胞的外向钾离子流,引起细胞膜超极化,导致窦房结冲动发放速率降低以及一过性房室传导阻滞。腺苷还可通过抑制细胞内环腺苷酸的生成而间接发挥作用。这些离子通道在心室肌细胞无分布,因此腺苷对心室肌无作用。一种抗心律失常药物的作用可能不是单一的,如胺碘酮同时表现 Ⅰ、Ⅱ、Ⅲ、Ⅳ类的作用,还能阻滞 α、β 受体;普鲁卡因胺属 Ⅰa 类,但它的活性代谢产物 N_2 乙酰普鲁卡因胺(NAPA)具 Ⅲ类作用;奎尼丁同时兼具 Ⅰ、Ⅲ类的作用。

抗缓慢性心律失常药物主要可分为以下 3 类：β 肾上腺素能受体激动剂，包括异丙肾上腺素、沙丁胺醇（舒喘灵）、麻黄碱、肾上腺素等；M 胆碱受体阻滞剂，包括阿托品、溴丙胺太林（普鲁苯辛）、山莨菪碱（654-2）等；非特异性兴奋、传导促进剂，包括糖皮质激素、乳酸钠、氨茶碱、硝苯地平、甲状腺素等。

抗心律失常药物除其治疗作用外，也有产生不良反应的危险，这些不良反应可以分为促心律失常、其他心血管作用如心动过缓或心力衰竭及其他非心血管作用。抗心律失常治疗尤其是长期治疗会有一定的风险，有些可能很高，故在治疗过程中应考虑下列情况：确定治疗是否受益，确定治疗的终点，最大限度地减少风险或治疗的风险不能大于获益，确定治疗的需求，考虑其他的替代治疗。

抗心律失常药物目前仍然是心律失常的基本治疗，药物治疗的地位如下：①控制急性发作，如房颤复律、控制室率、终止室上性心动过速、室性心动过速等。②辅助电复律治疗，减少电复律后心律失常的复发。③未接受 ICD、消融治疗的替代治疗，或已置入 ICD 或已接受消融治疗的补充治疗（消融后复发、ICD 后频发放电）。④不危及生命但构成症状的心律失常的治疗。

四、治疗

对心律失常患者的治疗，首先要有正确的心电图诊断，进一步确定引起心律失常的可能病因。心律失常是否需要治疗取决于患者的症状、基础心脏疾病的严重程度、心律失常的严重程度、对血流动力学的影响及诱因等。治疗的目的是缓解或消除心律失常引起的症状，纠正心律失常引起的血流动力学障碍，阻止心律失常对心脏及人体的进一步损害，延长患者生命。治疗措施选择取决于对心律失常病因和机制的理解，对心律失常带来的风险和治疗风险得益比的评估。

心律失常治疗原则包括：①原发疾病和诱因的治疗。②发作时终止心律失常，维持正常或接近正常的血液循环状态，减轻或消除症状，预防复发和猝死。③治疗措施有药物治疗、非药物治疗，包括电学治疗（电复律、起搏器、消融）和外科手术治疗。

（一）室上性心动过速

室上性心动过速（简称室上速）大多属阵发性，可见于无器质性心脏病及有器质性心脏病患者。室上速发生的主要电生理基础是折返，少数为自律性异常增高或触发活动异常引起，折返可以发生在心脏的任何部位，如窦房结、房室结、心房和旁路等。

1.终止急性发作

对发作时无明显血流动力学障碍的患者,有些可通过刺激迷走神经如颈动脉窦按摩、咽喉刺激、冷水浸脸、屏气等终止心动过速。抗心律失常药物的选择取决于临床医生对该药的熟悉程度,可选用静脉抗心律失常药物,如普罗帕酮、维拉帕米、地尔硫草、艾司洛尔、美托洛尔、腺苷和胺碘酮等。若血流动力学不稳定,最有效的处理方法是直流电转复。

2.预防复发

长期预防用药远不如终止发作简单,对正常心脏结构患者,若发作不频繁,发作时血流动力学影响较小,可以不长期使用预防复发的药物;对发作频繁影响正常生活和工作、发作时产生明显血流动力学障碍、使原有心脏病症状加重或恶化者,首先考虑射频消融根治,不接受手术者才考虑药物治疗。

(二)心房颤动(房颤)

房颤是最常见的持续性心律失常,发生率随年龄而增加,人群流行病学资料表明大于 65 岁的发病率可达 6%,男性较女性稍高。房颤对临床的危害主要是增加血栓栓塞的危险,近 10 年来心房颤动的治疗取得了重大的发展。《2006 年 ACC/AHA/ESC 心房颤动治疗指南》将房颤分为阵发性房颤(可自行转复窦性心律)、持续性房颤(持续时间常大于 7d,干预后可转复窦性心律)、永久性房颤(不能转复窦性心律)。《2010 年 ESC 首次公布的心房颤动治疗指南》在原 3P 框架上将房颤分为 5 类:首次诊断的房颤(第 1 次确诊房颤,与房颤持续时间及相关症状无关),阵发性房颤(持续<7d),持续性房颤(持续 7d~1 年),长程持续性房颤(AF)(持续时间超过 1 年,拟采用节律控制治疗策略,即导管消融治疗),永久性房颤。该指南还提出了无症状房颤的概念,指房颤发生时不伴任何症状,仅偶尔在心电图检查或发生房颤相关并发症时才诊断的房颤。房颤患者治疗的目标是缓解症状、减少住院、减少心血管事件、提高生存率和生活质量,不再单纯追求严格控制心室率和恢复窦性心律。评价房颤患者临床症状的严重性推荐使用欧洲心律学会 EHRA 分级,见表 2-3。根据患者个体风险/效益比来决定维持窦性心律或控制心室率。

表 2-3　房颤相关症状的 EHRA 分级

等级	相关症状
I	无症状
II	轻微症状,正常日常活动不受限
III	症状重,影响正常的日常活动
IV	致残性症状,不能维持正常的日常活动

1.节律控制

节律控制包括两项内容:一是恢复窦性心律,二是减少房颤复发,维持窦性心律。维持窦性心律的优点是:缓解症状,提高生活质量,减少脑卒中的危险,减轻或消除心房结构和电的重构。缺点是:可选择的药物有限,抗心律失常药物(AAD)不良反应大,维持窦性心律的比例较低,总体疗效不佳。

转复新发房颤(<48h)主要依据血流动力学是否稳定,不稳定者采用电复律立即纠正,稳定者可选胺碘酮、普罗帕酮、伊布利特等。持续时间大于48h或发作时间不明确的房颤患者,都应在抗凝前提下进行复律和维持窦律,或在复律前先接受超声心动图检查明确是否有血栓存在,一般药物可选胺碘酮、决奈达隆、普罗帕酮、氟卡尼、伊布利特、索他洛尔、维纳卡兰等。

由于胺碘酮在长期使用中常引起较严重的心外不良反应,这限制了它在房颤治疗中的长期应用。荟萃分析表明,胺碘酮治疗的1~2年内,因药物不良反应导致的停药率高达23%。决奈达隆是在胺碘酮分子结构上移去含碘部分,加入硫酰基构成的,其抗心律失常作用与胺碘酮相似,脂溶性低,口服后更快达到稳定的血药浓度,用药5~7d达到稳态血浆浓度,主要经粪便排出,对甲状腺功能几乎没有影响,主要的不良反应是恶心、呕吐、腹泻等胃肠道反应和血肌酐水平的增高。决奈达隆通过CYP3A4代谢,影响CYP3A4代谢的药物均能影响决奈达隆的代谢,所以酮康唑、伊曲康唑、伏立康唑、克拉霉素、泰立霉素通常被禁忌与其合用。地尔硫䓬、维拉帕米具有中效CYP3A4抑制作用,如需合用,应从低剂量开始给药,与他汀类如辛伐他汀、洛伐他汀、阿托伐他汀合用时应注意他汀类的肌肉毒性,与地高辛合用时能使地高辛浓度增加2.5倍,应对地高辛浓度进行监测。与胺碘酮相比,决奈达隆的促心律失常作用尤其是引起尖端扭转性室速的危险更小。目前的临床研究结果显示,其长期治疗维持窦性心律的有效率为35%左右,而胺碘酮的有效率为60%以上。决奈达隆治疗房颤的临床研究主要包括DAFNE(决奈达隆房颤电复律后治疗研究)、ADONIS研究(美国-澳大利亚-非洲决奈达隆治疗房颤或房扑维持窦律研究)、EURIDIS(欧洲决奈达隆治疗房颤或房扑维持窦律研究)、ERATO(决奈达隆控制心室率的有效性和安全性研究)、ANDROMEDA(决奈达隆治疗中重度心衰心律失常研究)、ATHENA(决奈达隆预防房颤患者住院或死亡研究)。DAFNE研究开始于2003年,是第一个有关决奈达隆前瞻性、随机、双盲、安慰剂对照的临床试验,旨在评价房颤复律后使用不同剂量决奈达隆对房颤复发的影响。入选的持续性房颤患者270例,多数合并高血压、缺血性心肌病和心衰等器质性心脏病,给予决奈达隆(400mg,2次/天)或安慰剂5~7d的治疗,对不能转复为窦律的患者予电复律治疗,然后继续分别服用决奈达隆或安慰剂 6 个月,结果表明,决奈达隆(400mg,2 次/天)和安慰剂组的第一次房颤复发的中位数时间分别是 60d 和 5.3d,6 个月时窦性心律维持率分别是 35% 和 10%。与决奈达隆(400mg,2 次/天)相比,决奈达隆(600mg,2 次/天和 800mg,2 次/天)房颤复发率未能进一步降低,但不良反应和停药的发生率明显增加,800mg 组 QTc 明显延长,但未有尖端扭转性室速的发生。ADONIS 和 EURIDIS 研究为随机、双盲、安慰剂对照的Ⅲ期临床研究,目的是评价房颤患者经电复律、药物,或自行复律后用决奈达隆维持窦律的疗效,随访时间 10~12 个月,主要研究终点是首次房颤复发时间,次要终点为房颤复发时的心室率。ADONIS 研究表明,决奈达隆组和安慰剂组首次房颤复发的平均时间分别是 158d 和 59d,房颤复发率两组分别是 61.1% 和 72.8%,首次房颤复发时心室率两组分别是(104.6±27.1)次/分和(116.6±31.9)次/分,两组不良反应发生率相似;EURIDIS 研究表明,决奈达隆组和安慰剂组首次房颤复发的平均时间分别是 96d 和 41d,房颤复发率两组分别是 65% 和 75%,首次房颤复发时心室率两组分别是(102.3±24.7)次/分和(117.5±29.1)次/分,两组不良反应发生率相似,但这两项研究均排除了左心功能障碍的患者。ERATO 研究是对 ADONIS 和 EURIDIS 研究的补充,研究对象为使用 β 受体阻滞剂、钙通道阻滞剂(又称钙拮抗剂)、地高辛等传统药物心室率控制不佳的永久性房颤患者,在原药物治疗基础上加用决奈达隆 400mg,2 次/天,结果表明,治疗 14d 时,决奈达隆组比安慰剂组 24h 平均心室率减少 11.7 次/分,达到最大运动量时心室率减少 24.5 次/分,但运动耐量未出现减少。治疗 6 个月时,决奈达隆组仍显著减少 24h 平均心室率和最大运动心室率,并且耐受性良好,未出现明显的器官毒性和促心律失常作用。ANDROMEDA 研究评估了充血性心力衰竭和左心功能不全患者对决奈达隆的耐受性,因发现决奈达隆可显著增加患者的病死率而提前中止,原因可能是决奈达隆增加患者血清肌酐水平,另外可能与不恰当停止服用 ACEI 或 ARB 药物有关。ATHENA 研究是目前最大的评估抗心律失常药物安全性的临床试验,共入选 4 628 例阵发性或持续性房颤/房扑患者,主要终点是心血管疾病住院或任何原因导致的死亡,平均随访 21 个月。与安慰剂组相比,决奈达隆组显著降低心血管疾病住院率(39.4%:31.9%),减少心血管疾病病死率(3.9%:2.7%)。决奈达隆已于 2009 年 7 月通过美国 FDA 认证,用于阵发性或持续性房颤/房扑的治疗,批准用于心功能Ⅰ、Ⅱ级的心力衰竭患者,对 NYHA 心功能Ⅲ、Ⅳ级的心力衰竭和 4 周内有失代偿心衰发作的患者禁用决奈达隆。但 DIONYSOS 研究及一些荟萃分析表明:决奈达隆尽管不良反应较小,但临床疗效不如胺碘酮,而且对心功能不全的患者要慎用,故决奈达隆可能尚无法完全取代胺碘酮。

维纳卡兰是心房选择性多通道阻滞剂,属Ⅲ类抗心律失常药,有静脉和口服两种剂型,经肝细胞 P450 2D6 同工酶代谢,随尿液排出体外,半衰期约 2h。对心率、血压影响不大,临床研究显示对于新近发作的房颤经静脉急性中止、转复成功率较高,安全性较好。静脉用药方法:3mg/kg,10min 静脉推注,如果未转复窦性心律,15min 后再给予 2mg/kg,10min 静脉推注。根据 AVROSTUDY 试验,90min 内胺碘酮转复率 5.2%(6/116 例),维纳卡兰转复率51.7%(60/116 例),且无尖端扭转性室性心动过速、心室颤动或多形性室性心动过速、持续性室性心动过速发生。口服疗效和安全性的评价正在进行中。美国 FDA 和欧洲人用药品委员会(CHMP)已批准其静脉注射剂用于房颤的治疗,目前推荐用于房颤发作时间≤7d 的非手术患者和心脏手术后发生房颤时间≤3d 的患者。主要不良反应为恶心、打喷嚏和味觉障碍。

2.心室率控制

心房颤动节律控制随访研究(AFFIRM)共入选 4 060 例年龄大于 65 岁的房颤患者,平均随访 3.5 年,结果显示与应用抗心律失常药物进行节律控制相比,一级终点事件死亡率两组间无统计学差异($P=0.06$),但心室率控制组可以轻微降低死亡率,而节律控制组死亡率有增加趋势,卒中的发生率两者没有区别,节律控制组 7.3%,心室率控制组 5.7%。荟萃分析(包括 AFFIRM、HOT、CAFe、STAF、PIAF 和 RACE 对比心室率控制和节律控制策略的研究)结果显示,心室率控制和节律控制两组全因性病死率分别是 13.0% 和 14.6%($P=0.09$),两组间差异无统计学意义,但心室率控制可能更好。另一项国际多中心观察性研究 Record-AF 注册研究再次验证了房颤节律和室率控制疗效相当。5 604 例房颤患者入选,入选标准为年龄≥18 岁,房颤病史<1 年,适合药物治疗,除外手术后房颤和由可逆性病因所诱发的房颤患者,随访 1 年。主要复合终点为治疗成功率和主要不良心脏事件[心血管死亡、心肌梗死、卒中、因短暂性脑缺血发作(TIA)住院治疗等]发生率。治疗成功指满意维持窦性心律或控制心率、未发生主要不良心脏事件且无须更改治疗方案。结果显示节律控制组治疗成功的比值(OR)为 1.67,临床因素(冠心病、心力衰竭、年龄>75 岁,卒中或 TIA 病史)是治疗失败的预测因素;主要不良心脏事件发生率与临床因素相关,而与治疗策略无关;房颤患者节律控制或心率控制主要不良事件发生率相似(17% vs 18%)。故最新的观点认为窦性心律强化控制并不能改善病死率,而心室率的良好控制或许有益。控制心室率的优点是:①控制心室率能显著减轻症状,部分患者可消除症状。②与心律转复相比,控制心室率较易达到。

③很少或不会导致室性心律失常作用。缺点是：①心室率不规则，部分患者仍有症状。②快速心室率被控制后血流动力学状态虽会得到改善，但不规则心室率与规则(窦性)心室率相比，后者的血流动力学状态更好些。③少数患者为维持适当心室率所需用的药物可能引起很慢的心室率，需要置入永久性起搏器。④房颤持续存在有脑卒中高危因素的患者需华法林抗凝治疗。心室率控制的目标是静息时为60～80次/分，中等程度活动时为90～115次/分。另一项宽松控制心室率与严格控制心室率的前瞻性、多中心、随机开放试验RACEⅡ研究表明：宽松控制心室率与严格控制心室率疗效相当，且未增加死亡及严重并发症的风险。宽松控制心室率，即静息时心室率控制在110次/分以下；严格控制心室率，即静息时心率控制在80次/分以下，中等运动时心室率控制在110次/分以下。对永久性房颤患者如无症状或症状能耐受，把心室率控制在110次/分以下即可；但如有症状或心脏扩大，则采取严格控制心室率。严格控制心室率者应采用动态心电图评估它的安全性，以避免产生严重窦性心动过缓。β受体阻滞剂、非二氢吡啶类药物(地尔硫䓬、维拉帕米)和地高辛仍然是控制心室率的首选药物，地高辛是心力衰竭伴房颤的首选药物。慢性阻塞性肺部疾病患者则多选用地尔硫䓬或维拉帕米。

3.药物预防血栓栓塞

房颤是卒中和血栓形成的主要原因，但房颤患者卒中的风险并不一致，因此对房颤患者应进行卒中风险的评估，以进一步采用相应的抗血栓治疗。《2006年AHA/ACC/ESC房颤治疗指南》血栓栓塞危险采用CHADS$_2$评分，5项评分标准是：心力衰竭1分，高血压1分，年龄≥75岁1分，糖尿病1分，卒中或TIA 2分，积分≥2分为中高危患者。低危因素是女性，年龄65～74岁，冠心病；中危因素是年龄≥75岁，心力衰竭LVEF≤35%，高血压，糖尿病；高危因素是既往卒中，TIA血栓栓塞史，二尖瓣狭窄，人工心脏瓣膜。2006年AHA/ACC/ESC房颤治疗指南血栓栓塞建议见表2-4。

表2-4 AHA/ACC/ESC房颤抗栓治疗(2006年)

危险因素	推荐治疗
无危险因素 CHADS$_2$=0	阿司匹林81～325mg/d
1项中度危险因素 CHADS$_2$=1	阿司匹林81～325mg/d或华法林(INR 2.0～3.0)
任何高危因素或	华法林(INR2.0～3.0)

续表

危险因素	推荐治疗
>1项中度危险因素	
CHADS$_2$≥2	
或二尖瓣狭窄	
人工瓣膜	华法林(INR 2.5～3.5)

《2010 年 ESC 房颤治疗指南》提出了新的更详细的评分系统见表 2-5 (CHA$_2$DS$_2$-VASc),在 CHADS 基础上增加了血管疾病、年龄 65～74 岁、性别为女性 3 个危险因素,同时将年龄大于 75 岁积分由 1 分改为 2 分,最高积分为 9 分。

表 2-5　CHA$_2$DS$_2$-VASc 评分表

标记	血栓危险因素	计分
C	充血性心力衰竭(心衰)/左心室功能不全	1
H	高血压	1
A	年龄≥75 岁	2
D	糖尿病	1
S	卒中/短暂性脑缺血发作/血栓栓塞	2
V	血管疾病*	1
A	年龄 65～74 岁	1
S	性别(女)	1

注:总分最高为 9 分。* 陈旧性心肌梗死,外周动脉疾病,主动脉斑块。

对非瓣膜性房颤患者,卒中和血栓栓塞形成的危险因素分为主要危险因素和临床相关的非主要危险因素。主要危险因素是既往卒中,TIA,血栓栓塞史;临床相关非主要危险因素是心力衰竭或中、重度左心室收缩功能减退 LVEF≤40%,高血压,糖尿病,年龄 65～74 岁,女性,血管疾病。

由于房颤患者发生血栓栓塞的风险明显增高,故抗栓治疗是房颤治疗中的重要环节,只要没有抗凝治疗禁忌证,都应接受抗凝治疗。现阶段抗凝治疗主要是抗凝剂华法林和抗血小板药阿司匹林、氯吡格雷等。对使用华法林者,将 INR 控制在 2～3。由于应用华法林较阿司匹林使严重脑出血事件增加 1.7 倍左右,为保证华法林用药的安全性和有效性,需定期监测 INR 来调整华法林的剂量。高龄是房颤的高危因素,老年患者又是房颤的主要人群,作为高出血风险的老年人尤其是年龄大于 75 岁者,是否可以采用更低的 INR 治疗窗?日本一项比较实际临床情况下老年房颤患者采用低强度华法林的研究表明,INR 1.5～2.5 对老年房颤患者安全有效。目前发表的研究支持有中到高危卒中风险的房颤患者口服华法林抗凝治疗,但不适合有极高出血风险的患者。

电复律或药物复律均可导致栓塞,提前抗凝治疗有可能减少栓塞的风险,目前的建议是对房颤持续时间不明或持续时间大于 48h 的患者,在复律前 3 周及复律后 4 周使用华法林,推荐 INR 达到 2.0～3.0 后复律,对高危患者复律后应长期进行抗凝治疗。另一种方法是复律前行食管超声心动图检查,若未发现左心房血栓,静脉应用肝素后可进行复律。对房颤持续时间小于 48h 者,复律前给予肝素治疗,若无危险因素,复律后不需长期口服抗凝治疗。

由于华法林治疗窗口窄,需定期测定 INR,出血发生率高,患者依从性差,研究者一直致力于开发新的抗凝药以期能取代华法林,目前 2 种新药达比加群和利伐沙班有较大应用前景。

达比加群是凝血酶的直接抑制物,临床应用时无须常规检测。由 44 个国家超过 900 家单位参加,共入选 18 113 例房颤合并 1 个脑卒中危险因素患者进行了为期 2 年的非劣效性随机临床研究(RELY),患者平均年龄 71 岁,男性占 63.6%。将患者随机分为 3 组,分别接受控制良好的华法林治疗(INR 2.0～3.0),达比加群 110mg,每日 2 次,达比加群 150mg,每日 2 次治疗,华法林是开放标签,两个剂量的达比加群按照双盲设计,完成随访的患者比率达 99.9%,仅 20 例失访。结果表明,达比加群每次 110mg,每日 2 次,与对照组华法林的预防卒中和全身性栓塞效果相当,而大出血发生率减少 20%($P=0.003$);达比加群每次 150mg,每日 2 次,能显著降低房颤患者脑卒中和栓塞性疾病发生的风险达 34%($P<0.001$),预防效果优于华法林,而其大出血发生率与华法林相当。达比加群是继阿司匹林、氯吡格雷、华法林等之后治疗房颤的最有前景的抗栓新药,2010 年 10 月美国 FDA 批准达比加群用于房颤卒中的预防。

利伐沙班是口服 Xa 因子抑制剂,对血小板聚集及 Ⅱ 因子没有直接作用,无须进行常规临床抗凝监测。2009 年 6 月在中国与全球同步上市。利伐沙班房颤卒中预防的 Ⅲ 期临床研究(ROCKETAF)结果在 2010 年 11 月 AHA 年会上公布。该研究共纳入来自 45 个国家 110 个中心的 14 264 例非瓣膜性心脏病导致的房颤患者,随机分为利伐沙班组(20mg,每日 1 次)和华法林组(INR 2.0～3.0),结果表明利伐沙班疗效显著优于华法林,使卒中和非中枢神经系统栓塞事件的发生率下降 21%,出血事件和不良反应发生率和华法林相当,利伐沙班较华法林显著降低颅内出血和致死性出血的发生率。这一研究结论提示利伐沙班可替代华法林用于具有中、重度卒中风险的房颤患者。

　　房颤患者在开始抗凝治疗前应进行出血风险评估，对出血风险高者无论给予阿司匹林还是华法林治疗均应谨慎。《2010 年 ESC 新指南》除对卒中危险性进行评估外，也对出血的风险进行了考虑，为评估出血风险，推荐使用 HAS-BLED 出血风险评分（表 2-6），HAS-BLED 评分≥3 者为出血高风险，抗凝治疗需谨慎，需低剂量和勤随访。

表 2-6　HAS-BLED 出血风险评分

标记	危险因素	计分
H	高血压	1
A	异常肝肾功能各记 1 分	1 或 2
S	卒中	1
B	出血	1
L	INR 不稳定，偏高	1
E	老年（>65 岁）	1
D	药物、饮酒各记 1 分	1 或 2

注：高血压指收缩压>160mmHg；总分最高为 9 分。

　　4.左心耳封堵术

　　对非瓣膜性房颤患者，其左心房血栓 90％以上在左心耳。左心耳封堵术于 2001 年首先始于动物实验，后在人体身上进行研究。已在临床使用的有 PLAATO 和 WATCHMAN 左心耳封堵器装置，初步证实左心耳封堵术是安全可行的，但由于价格昂贵等因素，厂家已于 2006 年停止生产 PLAATO 装置。2005 年进行的 PROTECT-AF 研究评价了使用 WATCHMAN 左心耳封堵器和华法林对非瓣膜性房颤患者的临床疗效，共入组 707 例患者，以 2∶1 比例随机分配到封堵器组和华法林组。2009 年公布的初步研究结果表明，左心耳封堵术在有中度危险的脑卒中患者中有与华法林相当的预防卒中的效果，但有较高的手术并发症，需要治疗的心包积液达 5％。目前安全性是阻碍该技术在临床推广使用的主要问题，美国 FDA 只批准 WATCHMAN 封堵器用于临床研究。作为一项新技术随着器械的改良和置入经验的积累相信会得到更广泛的接受和认同。该技术对于有高危卒中和出血风险、不适宜服用华法林的房颤患者有更好的获益/风险比，是合理的，可能是一项有效的治疗方法。这一技术今后需解决的问题：更大的样本证实其可靠性及安全性;观察左心耳封堵后能否长期预防房颤患者栓塞并发症的出现,因为左心耳并非房颤患者血栓的唯一来源;对心脏功能以及内分泌的长期影响尚不明确。

5.外科手术

外科手术治疗房颤已经有几十年历史。目前,Cox迷宫术已经发展到Ⅲ型。经典外科迷宫术的主要缺陷是技术难度较大,手术时间和体外循环时间较长,创伤性较大,广泛开展这一技术有一定困难。现在的发展趋势是手术消融,在心脏外科手术时应用各种能量在心房内消融,消融的径线根据Ⅲ型迷宫术的切口径线和经导管消融的径线来设计,在保证房颤治疗有效性的同时可缩短手术时间、减少手术创伤,降低并发症的发生率。房颤外科治疗的主要适应证包括:需行其他心脏手术的房颤、导管消融失败的症状性房颤。

6.射频消融

目前,房颤消融病例逐年增多,对已接受合理药物治疗后仍有明显症状的患者,可考虑导管消融治疗。但对具体患者而言,在消融之前需考虑:患者的状态、房颤类型、病史、心房大小,合并的心血管疾病的严重程度,左心房是否存在血栓,能否接受抗心律失常药物及患者的个人意愿等,同时需考虑消融个体的实际获益和可能的并发症。ThermCool AF研究表明,在随访的5年中,63%接受射频消融治疗的患者和17%接受抗心律失常药物治疗的患者未复发房性心律失常,射频消融显著降低房颤复发。Cappato的第二次房颤导管消融全球调查(调查包括北美、欧洲、亚洲和澳大利亚16 309例房颤患者)结果是阵发性房颤成功率为83.2%,持续性房颤成功率为75.0%,永久性房颤成功率为72.3%;总的并发症为4.54%。证实导管消融安全有效,能提高窦性心律的维持率。导管消融目前存在的问题是远期预后不一致。

目前房颤消融治疗主要适应证如下:

(1)房扑通常推荐消融治疗,若在消融前记录到房颤,或在消融时发生房颤,则房颤也列入消融范围,为Ⅰ类适应证、B级证据水平。

(2)阵发性房颤有症状,既往抗心律失常药物治疗无效,应考虑消融治疗,为Ⅱa类适应证、A级证据水平。

(3)有症状的持续性房颤,药物治疗无效,应选择消融治疗,为Ⅱa类适应证、B级证据水平。

(4)持续性房颤有症状,药物治疗无效,但持续时间已久,消融治疗为Ⅱb类适应证、C级证据水平。

(5)心衰的房颤患者,已接受包括胺碘酮在内的药物治疗,但不能缓解症状,消融治疗为Ⅱb类适应证、B级证据水平。

(6)无器质性心脏病而有症状的阵发性房颤,在没有应用抗心律失常药物治疗之前就接受导管消融,仅作Ⅱb类适应证、B级证据水平。

当前射频消融治疗房颤的主流术式是环肺静脉大环电隔离术,又称解剖指导下的左心房线性消融或左心房基质改良术,由仿迷宫术发展而来。在CARTO或者ENSITE 3000标测系统指导下重建肺静脉和心房的模拟三维图像,然后行环形线性消融;辅助心房关键部位(如三尖瓣峡部、左房顶部、冠状静脉窦口等)的线性消融、咖啡电位消融及心房迷走神经节点消融。环肺静脉电隔离术是利用射频电流、消融肺静脉与心房之间存在的电连接突破点,形成肺静脉与心房之间的完全电隔离,即肺静脉内的自发性电活动不能传导至心房。消融终点是肺静脉电位(PVP)完全消失,处于电静止状态;或者肺静脉内虽有电活动,但其节律和频率与心房的电活动无关。现有的临床资料显示:该术式对阵发性房颤的效果较好,单次消融的成功率在50%~70%,对复发患者行2~3次消融后根治率为70%~80%。存在的问题是:①肺静脉在解剖上变异较大,消融导管始终位于肺静脉开口处有一定难度。②避免因手术造成连续、透壁的损伤仍有难度。③术后复发率较高,大于30%。因心房结构复杂,对术者的操作技术要求较高,许多部位导管仍难以到达,最终难以形成连续的消融径线。为此,近期发展了一些新技术以提高房颤的消融成功率,包括:房颤的冷冻消融(利用冷冻球囊充盈液氮完成肺静脉口隔离)、超声球囊消融术(利用超声波在肺静脉口形成永久性损伤)、心脏电机械标测系统(NOGA)指导下的机械手消融(利用NOGA系统,依靠计算机从体外引导特殊导管,在左房内完成线性消融)等方法,尽管这些方法还不成熟,但展示了临床应用的广阔前景。

7.其他

ACEI、ARB、他汀类、醛固酮拮抗剂、多不饱和脂肪酸等在维持窦性心律、控制房颤复发中可能具有作用,故对一些特定的人群,如高血压、冠心病、心力衰竭患者,这些药物可能可以作为房颤的一级预防以及维持窦性心律、防止复发的用药。

(三)室性期前收缩

室性期前收缩,又称室性早搏,可见于器质性心脏病和健康人,其预后意义因不同的心脏情况有很大差异,应对患者进行危险分层。近年的临床观察研究发现一小部分频发室早的患者可诱发心肌病,但频发室早引起心肌病的确切机制尚不清楚,推测的原因是长期频发室早可能导致心肌能量储备耗竭,心内膜下至心外膜下血流比异常,从而使冠状动脉血流障碍引起心肌缺血,细胞外基质重构,β肾上腺素反应性降低,自由基氧化应激损伤,最终引起心功能不全。24h室性早搏数占总心搏数比例达多少时可引起心肌病的临界值尚需进一步研究,单次24h心电图检查不能真实反映心律失常负荷。有学者认为,24h室早总数超过5 000次有引起心肌病的可能;另有研究者认为,当24h室早总数/总心搏比例超过20%时才会诱发心肌病;但也有研究者发现,24h室早总数/总心搏为4%时(其中42%为二联律,无连续5个以上室早)也可诱发心肌病。故应根据危险分层,制订个体化的治疗方案以改善室早患者的生存状况和生活质量。

(1)经详细检查确诊不伴有器质性心脏病的室性早搏,即使24h动态心电图监测属于频发或少数多形、成对、成串,其预后一般也良好,不一定给予常规抗心律失常药物治疗。首先应去除诱因,对精神紧张和焦虑者可给予镇静剂或小剂量β受体阻滞剂,以缓解患者的症状。对一些心理压力大、症状严重,影响正常生活者,可考虑使用抗心律失常药(如美西律、普罗帕酮、胺碘酮等)。

(2)经详细检查确诊伴有器质性心脏病的室性早搏,特别是复杂(多形、成对、成串)同时伴有心功能不全者,一般预后较差。根据病史、室性早搏的复杂程度、左心室射血分数,并参考信号平均心电图和心律变异性分析进行危险分层,越是高危的患者越要加强治疗。在治疗原发疾病、控制诱因的基础上,可选用β受体阻滞剂及合适的抗心律失常药。我国学者证实,对非心肌梗死的器质性心脏病患者,普罗帕酮、美西律和莫雷西嗪是有效且比较安全的。对心肌梗死后的患者,β受体阻滞剂是目前唯一既可以抑制室性期前收缩,又可以降低病死率的药物。胺碘酮对治疗伴有冠心病的室性期前收缩虽然比较安全,但欧洲心肌梗死胺碘酮研究(EMIAT)和加拿大胺碘酮心肌梗死心律失常研究(CAMIAT)都未能证实胺碘酮可以降低总死亡率。

(3)对怀疑频发室早导致心功能减退、引起心肌病的患者,可考虑射频消融进行根治治疗(成功率高达80%),2009年欧洲和美国心律失常学会已把室早诱发的心肌病列为射频消融的适应证。医生也可以在射频手术前给予β受体阻滞剂或抗心律失常药,如果患者室早明显减少,心肌功能有明显改善,可选择继续使用药物。多数情况下,射频消融术前医生无法确定频发室早是否是心力衰竭的直接原因,故消融术后应定期随访,进一步确定室早和心力衰竭的关系。虽然射频消融可以改善和恢复这一人群的心功能,但能否降低其死亡率是一个有待研究的临床问题。

(四)室性心动过速

指异位激动起源于希氏束分叉以下的一组快速性心律失常,频率100~250次/分,自发的至少连续 3 个,心电程序刺激至少连续 6 个室性搏动。持续性室速指发作持续时间大于 30s,或未达 30s 但已发生血流动力学障碍。非持续性室速指发作持续时间小于 30s。室性心动过速发作时症状可以轻微,也可以表现为严重的血流动力学障碍(晕厥、心脏停搏)。根据 QRS 波形特征将室性心动过速分为单形性和多形性;根据起源部位分右室流出道室速、左室流出道室速、分支性室速;根据对药物的敏感性分维拉帕米敏感性室速和腺苷敏感性室速;根据基础心脏病分致心律失常性右室心肌病室速、缺血性室速等。在临床实践中,常把两类结合起来分为单形性持续性和非持续性室速、多形性持续性和非持续性室速。室速的分类很多,各有优缺点,这从一个侧面反映了室性心动过速的复杂性。在室性心动过速(VT)中,器质性心脏病占 85%~90%,其中常见的是心肌梗死及心肌病。特发性室速是指排除了存在明显器质性心脏病的患者所发生的室速。治疗应根据患者的心脏疾病背景、室速的类型及发作时血流动力学状态选择治疗方案。

1.急性发作时的治疗

(1)对血流动力学不稳定的 VT 患者,应采用电复律迅速终止发作,开始选150~200J,有时情况紧急时可直接选 300~360J。对表现为反复或持续性 VT 的患者,静脉使用胺碘酮较其他抗心律失常药通常更有效。对伴发电风暴的患者 β受体阻滞剂有效,必要时可静脉应用。当 VT 患者存在心肌缺血、电解质紊乱、低血压、缺氧、致心律失常药物等病因或诱因时,应尽早纠正。

(2)对血流动力学稳定的 VT 患者,可先静脉应用利多卡因、普鲁卡因胺、胺碘酮等终止发作,无效时可电复律。

2.长期的治疗

长期治疗的目的是在原发疾病治疗基础上应用抗心律失常药物或非药物治疗的方法,达到根治或减少室速发作。

(1)药物治疗:心肌梗死后抗心律失常药物预防室速发生应首选 β 受体阻滞剂,如 LVEF 降低<35%者应选用胺碘酮,如胺碘酮不耐受,可考虑选用索他洛尔等其他抗心律失常药物。无器质性心脏病基础的特发性室速通常预后良好,猝死在这些患者中罕见。β 受体阻滞剂或钙通道阻滞剂[和(或)Ic 类药物]用于右室起源的特发性室速常有效。

(2)置入式自动复律除颤器(ICD)治疗:1980 年第一台 ICD 试用于临床,1985年获得美国 FDA 批准在临床正式应用。ICD 应用可能的适应证及禁忌证如下。

1)Ⅰ类:①室颤或血流动力学不稳定的持续室速引起的心脏骤停存活者,经过仔细评估明确原因且完全排除可逆因素后。②合并自发持续室速的器质性心脏病患者,无论血流动力学是否稳定。③不明原因的晕厥患者,伴随电生理检查诱发的临床相关血流动力学不稳定持续室速或室颤。④心肌梗死所致 LVEF＜35％,且心肌梗死 40d 以上,NYHAⅡ或Ⅲ级。⑤NYHAⅡ或Ⅲ级,LVEF≤35％的非缺血性心肌病。⑥心肌梗死所致 LVEF＜30％,且心肌梗死 40d 以上,NYHAⅠ级。⑦心肌梗死所致非持续室速,LVEF＜40％且电生理检查诱发出室颤或持续室速。

2)Ⅱa 类:①原因不明的晕厥,伴显著的左心室功能障碍的非缺血性心肌病。②心室功能正常或接近正常的持续室速。③肥厚性心肌病,有一项以上心脏性猝死主要危险因素。④致心律失常性右心室发育不良心肌病,有一项以上心脏性猝死主要危险因素。⑤服用β受体阻滞剂期间有晕厥和(或)室速的长 QT 综合征。⑥在院外等待心脏移植。⑦有晕厥史的 Brugada 综合征。⑧没有引起心脏骤停,但有明确室速记录的 Brugada 综合征。⑨服用β受体阻滞剂期间有晕厥和(或)记录到持续室速的儿茶酚胺敏感的多形性室速。⑩心脏肉瘤病、巨细胞心肌炎或 Chagas 疾病。

3)Ⅱb 类:①LVEF≤35％且 NYHAⅠ级的非缺血性心肌病。②有心脏性猝死危险因素的长 QT 综合征患者。③合并严重器质性心脏病的晕厥患者,全面的有创和无创检查不能明确病因的情况下。④有猝死史的家族性心肌病患者。⑤左心室心肌致密化不全患者。

4)Ⅲ类:①满足以上Ⅰ、Ⅱa 和Ⅱb 类指征,但患者不能以较好的功能状态生存1 年以上。②连续不断或发作频繁的室速或室颤患者。③存在明显的精神疾病,且可能由于 ICD 植入而加重,或不能进行系统随访。④NYHAⅣ级,不适合心脏移植或心脏再同步化(CRT)治疗的顽固性心力衰竭。⑤不合并器质性心脏病的不明原因晕厥患者,且无诱发的室性心律失常。⑥手术或导管消融(如预激综合征合并快房颤所致的室颤、特发性室速,或无器质性心脏病的分支相关性室速)可治愈的室颤或室速患者。⑦无器质性心脏病患者,由完全可逆因素(如电解质紊乱、药物或创伤)引起的室性快速性心律失常。

ICD 局限性主要有以下几个方面:①清醒时电击,患者极度痛苦,轻者产生恐惧,重者精神失常。②价格贵,蓄电量和电击次数有限,不适合儿童和心律失常频繁发作者。③由室上性心律失常、误感知 T 波和肌电干扰等触发不适当电击。④发生导线断裂、移位、穿孔和感染等并发症。⑤因机械故障、不适当电击诱发室颤,电风暴时电击程序结束等因素,约 5％的患者 ICD 未能防治心脏性猝死。

在我国的临床实践中,虽可根据《ACC/AHA/HRS 指南》选择 ICD 治疗,但也不是唯一的选择,可结合患者的临床和经济情况,权衡药物、消融、外科手术和 ICD

治疗的风险和受益,选择一种最适合患者的治疗方案。

(3)外科手术:室速的外科治疗主要是经手术切除室壁瘤或室速起源病灶组织,或切断折返环以消除室速。应用最广泛的是室速起源部位的心内膜做1~2cm深的切口以切断折返环,手术后通常也需合并应用抗心律失常药物。限制手术治疗广泛应用的主要问题是手术死亡率可高达14%,因此,只作为二线治疗手段。此外,有报道对肥厚型心肌病的肥厚室间隔切除可能有效。

(4)导管消融:主要用于室速反复发作、药物难以控制、无明显器质性心脏病的特发性室速患者。最适合消融治疗的室速类型是:起源于右室流出道的室速;起源于左室近室间隔部位的室速。这两种室速的成功率可达90%以上。对冠心病特别是陈旧性心肌梗死所致的室速患者,一般认为适用于药物不能控制频繁发作和已置入ICD,但室速反复发作致ICD频繁放电。对这类患者即使在有经验的治疗中心报道的成功率也只有60%~70%。

总之,在确定治疗方案前,应首先明确室速的类型,其次应考虑有无基础心脏疾病、心功能状态、发作时临床症状的严重程度及是否存在可逆性病因。对临床预后意义不明确者,可行电生理检查,如能诱发出持续性室速或室颤者,是ICD治疗的适应证。

(五)尖端扭转性室性心动过速

是一种特殊类型的多形性室速,于1966年由法国学者Dessertenne提出,典型的心电图特征是QRS波群的波幅和波形围绕等电线位扭转。可由多种原因导致,有较高的潜在致命性。多见于QT延长者,可以是先天性,也可以是后天获得性,少数尖端扭转性室速患者QT间期正常。多数学者认为不伴QT间期延长者应称为多形性室速。

QTc异常延长国内尚无统一的标准,目前采用ACC/AHA推荐的QTc异常延长的标准,即不论男性或女性,QTc>500ms都属于明显异常。

先天性长QT综合征(LQTS)是控制离子通道的基因异常所致,其缺陷的离子通道主要为钠通道、钾通道和钙通道,常染色体显性遗传是最常见的遗传形式,称为Romano-Ward综合征(RWS),后代患病的概率为50%。迄今已发现14个亚型,其中12个引起Romano-Ward综合征,致病基因分别是KCNQ1(LQT1)、KCNH2(LQT2)、SCN5A(LQT3)、Ankyrin-B(LQT4)、KCNE1(LQT5)、KCNE2(LQT6)、KCNJ2(LQT7)、Cav1.2(LQT8)、CAV3(LQT9)、SCN4B(LQT10)、AKAPC)(LQT11)和SNTA1(LQT12);2个引起伴耳聋的Jervell and Lange-Nielsen综合征(JLN),有1 200多种不同的基因突变,大部分基因突变在编码钾离子通道的基因上。LQT1—LQT3 占 90％～95％，LQT1 患者的心脏事件常由体力应激诱发，特别是潜水和游泳，LQT2 患者的心脏事件大部分由情绪应激诱发，突然的声音刺激对 LQT2 患者极其危险，LQT3 患者的猝死常发生在睡眠中。LQT1—LQT3 和 LQT7 已确认存在基因特异性复极波波形。成人 LQT1 典型心电图的特征为基底部宽大，迟发出现或正常出现（最常见）的形态正常的单形性 T 波。LQT2 典型心电图特征为双峰 T 波，双峰 T 波可显著也可不显著。LQT3 典型心电图特征为延迟出现的高尖/双相性 T 波。LQT7 典型心电图特征为异常的T-U 波，频发室早和双向性室速常见，但室性心律失常只起源于左室。大多数LQTS 的心律失常表现为"全或无"形式，其特征性表现是尖端扭转性室速（TdP）。LQT1—LQT3 患者从出生到 40 岁，其发生心脏骤停或猝死的累积概率为 5％～8％。LQT7 尽管较易发生心律失常，但其病死率较低，为 3％～5％。JLN 综合征患者 QT 间期比 RWS 综合征患者要长，发生晕厥、心律失常和心脏性猝死等恶性事件的概率较高。

获得性长 QT 综合征可由低钾、低镁、各种原因引起的严重的心动过缓、心肌缺血、心力衰竭、脑血管意外、脑炎、蛛网膜下腔出血、创伤性脑损伤、低体温等引起，也可由药物引起如Ⅰa、Ⅰc 类抗心律失常药物，抗组胺药阿司咪唑，三环抗抑郁药，胃肠动力学药西沙比利，抗真菌药酮康唑和氟康唑等，部分患者找不到原因。

治疗方法如下。

1.先天性长 QT 综合征

避免使用延长 QT 间期的药物，包括非心血管药物，避免基因特异性情景和环境刺激。不论是否有症状或猝死家族史，均应使用β受体阻滞剂，尽可能达到患者最大耐受剂量，LQT1 对β受体阻滞剂反应性最好，依从性是有效治疗的关键。对于口服β受体阻滞剂后心动过缓诱发尖端扭转型室速或者因为心动过缓不能耐受治疗的患者，建议植入心脏起搏器。对发生过心脏骤停的幸存者建议安装 ICD。对已使用足量β受体阻滞剂仍有晕厥发作，或已植入 ICD 但仍有反复发作晕厥或心脏骤停且β受体阻滞剂无效或不能耐受时，可考虑左侧第 4～第 5 交感神经节切除术。

2.发作期紧急治疗措施

寻找并处理 QT 延长的原因，如纠正低血钾、低血镁，停用一切可能引起或加重 QT 延长的药物，并进行连续的 QTc 间期监测。对血流动力学稳定者可采用药物终止心动过速，如硫酸镁 1～2g 加入 5％葡萄糖注射液稀释至 10mL，5～20min注入，如发作仍持续，必要时可再重复一次，然后硫酸镁持续静脉滴注（2g 硫酸镁加入 100～250mL 注射液中，以 2～20mg/min 速度静脉滴注），也可试用利多卡因或苯妥英钠稀释后静脉注射;对血流动力学不稳定者,应电复律转复,对频率较快、QRS形态严重畸形的尖端扭转性室速患者,同步电复律常难以奏效,可采用室颤的复律方法。对心动过缓和明显长间隙依赖者可通过心脏起搏、异丙肾上腺素、阿托品等提高心率以缩短QT间期,预防心律失常进一步加重。

(六)缓慢性心律失常

缓慢性心律失常是临床常见的心律失常,大致分为窦房结功能失调和房室传导阻滞两大类。窦房结功能失调包括窦性心动过缓、窦性停搏、窦房传导阻滞、心动过缓-心动过速综合征。房室传导阻滞包括一度、二度、三度房室传导阻滞。缓慢性心律失常可见于各种器质性心脏病,也可由传导系统的退行性变、迷走神经兴奋、药物作用、心脏外科手术损伤、射频手术并发症、甲状腺功能减退、电解质紊乱、尿毒症等原因引起。

1.病因治疗

首先应尽可能明确病因,如急性心肌梗死引起者应尽早进行冠状动脉血运重建;外科手术或射频损伤所致,可试用激素以减轻充血和水肿。

2.药物治疗

无症状者暂时无须治疗,注意随访。出现心动过缓症状者可以试用阿托品、麻黄碱或异丙肾上腺素暂时提高心率,避免使用任何可能加重传导阻滞和减慢心率的药物,如地高辛、β受体阻滞剂、维拉帕米等。临床上一度或二度Ⅰ型房室传导阻滞一般不需起搏器治疗。

3.植入永久心脏起搏器

药物治疗可作为临时的应急治疗措施,起搏治疗是有症状患者的主要治疗措施。对永久起搏治疗的关键点是看患者是否有症状,对无症状的患者是否进行永久起搏治疗的原则是清醒状态下有超过3s的长间隙或低于40次的室性逸搏心律。对伴有二度Ⅱ型房室传导阻滞的患者,推荐行电生理检查确定传导阻滞是否位于结下,如位于结下考虑起搏器治疗,但大多数二度Ⅱ型房室传导阻滞尤其是QRS波增宽者,多为结下阻滞,起搏器治疗是必须的。

(1)窦房结功能障碍永久起搏器植入适应证如下。

1)Ⅰ类适应证:①窦房结功能障碍表现为症状性心动过缓,包括频繁的有症状的窦性停搏。②因窦房结变时性不良而引起症状者。③由于某些疾病必须使用某些类型和剂量的药物治疗,而这些药物又可引起或加重窦性心动过缓并产生症状者。

2)Ⅱ类适应证:包括Ⅱa类和Ⅱb类。

Ⅱa类:①自发或药物诱发的窦房结功能不良,心率<40次/分,虽有心动过缓

的症状,但未证实症状与所发生的心动过缓有关。②不明原因晕厥,合并窦房结功能不良或经电生理检查发现有窦房结功能不良。

Ⅱb类:清醒状态下心率长期低于40次/分,但症状轻微。

(2)成人获得性完全性房室阻滞永久性起搏器植入适应证如下。

1)Ⅰ类适应证:①任何阻滞部位的三度和高度房室阻滞伴下列情况之一者。a.有房室阻滞所致的症状性心动过缓(包括心力衰竭)或继发于房室阻滞的室性心律失常。b.需要药物治疗其他心律失常或其他疾病,而所用药物可导致症状性心动过缓。c.虽无临床症状,但业已证实心室停搏>3s或清醒状态时逸搏心率≤40次/分,或逸搏心律起搏点在房室结以下者。d.射频消融房室交界区导致的三度和高度房室传导阻滞。e.心脏外科手术后发生的不可逆性房室阻滞。f.神经肌源性疾病(肌发育不良、克塞综合征等)伴发的房室阻滞,无论是否有症状,因为传导阻滞随时会加重。g.清醒状态下无症状的房颤和心动过缓者,有1次或更多至少5s的长间歇。②任何阻滞部位和类型的二度房室阻滞产生的症状性心动过缓。③无心肌缺血情况下运动时的二度或三度房室阻滞。

2)Ⅱ类适应证:包括Ⅱa类和Ⅱb类。

Ⅱa类:①成人无症状的持续性三度房室阻滞,清醒时平均心室率>40次/分,不伴有心脏增大。②无症状的二度Ⅱ型房室阻滞,心电图表现为窄QRS波。若为宽QRS波包括右束支阻滞则应列为Ⅰ类适应证。③无症状性二度Ⅰ型房室阻滞,因其他情况行电生理检查发现阻滞部位在希氏束内或以下水平。④一度或二度房室阻滞伴有类似起搏器综合征的临床表现。

Ⅱb类:①神经肌源性疾病(肌发育不良、克塞综合征等)伴发的任何程度的房室传导阻滞,无论是否有症状,因为传导阻滞随时会加重。②某种药物或药物中毒导致的房室阻滞,停药后可改善者。③清醒状态下无症状的房颤和心动过缓者,出现多次3s以上的长间歇。

(3)心肌梗死急性期后永久性起搏器植入适应证如下。

1)Ⅰ类适应证:①急性心肌梗死后持续存在的希氏-浦肯野系统内的二度房室阻滞伴交替性束支阻滞,或希氏-浦肯野系统内或其远端的三度房室阻滞。②房室结以下的一过性二度或三度房室阻滞,伴束支阻滞者。如果阻滞部位不明确则应进行电生理检查。③持续和有症状的二度或三度房室阻滞。

2)Ⅱ类适应证

Ⅱb类:房室结水平的持续性二度或三度房室阻滞,无论有无症状。

4.生物起搏

人工心脏起搏器应用于临床已半个多世纪,挽救了无数患者的生命,但也存在诸多缺陷,因此寻求更加符合人体需求的生物起搏器是当前研究的热点之一,但尚处于动物实验阶段。心脏生物起搏指用细胞分子生物学及相关技术对受损自律性节律点或特殊传导系统细胞进行修复或替代,从而恢复心脏起搏和传导功能。目前研究较多的是干细胞移植生物起搏,主要采用胚胎干细胞和成人间叶干细胞移植。干细胞移植应用于临床的过程中,有许多问题有待解决:干细胞移植的促心律失常不良反应;伦理问题;如何精确地控制干细胞分化为起搏细胞? 移植细胞的寿命和存活数量如何? 移植细胞发挥起搏作用长期稳定性如何? 移植后是否发生免疫反应? 是否会导致肿瘤如畸胎瘤? 若为异体细胞移植则存在排异反应;成熟的心脏起搏细胞对移植部位的适应性差,等等。虽然干细胞移植起搏心脏存在很多问题未解决,但前景令人神往,一旦生物起搏器有突破性进展,能成功应用于临床,将造福于需要心脏起搏治疗的广大患者。

第三章 消化系统疾病

第一节 缺血性肠炎

缺血性肠炎是由于肠道血液供应不足或回流受阻致肠壁缺血损伤所引起的急性或慢性炎症性病变,轻者仅损伤黏膜,重者全层肠壁受累。根据病程经过,临床将其分为一过性缺血性结肠炎、缺血狭窄型、结肠坏死型三大类,其中绝大多数为一过性病变,病变局限在黏膜层和黏膜下层,部分病例可形成肠管狭窄;坏死型者约占12%,病变可穿透肠壁全层,如不及时治疗,死亡率较高。

一、诊断

(一)病史采集

1.现病史

腹部绞痛常为患者就诊的主要症状,应仔细询问患者腹痛的特点、部位、性质,有无恶心、呕吐、嗳气、腹胀、腹泻等伴随症状,有无黯红色或鲜红色血便;有无发热、心悸、乏力等全身毒血症状。

2.过去史

了解患者有无高血压、动脉硬化病史;是否存在心力衰竭、心肌梗死等心脏疾患;近期有无心脏手术、腹部手术、使用血管收缩药(如麦角碱、垂体后叶素)等。如为青年女性发病,则应询问是否长期服用避孕药物。发病前如有上述病史,出现上述临床症状,应高度疑及本病。

3.个人史

询问患者有无烟酒嗜好,如有,应询问吸烟、饮酒的每日量及多长时间等。

4.家族史

一般无特殊。

（二）体格检查

（1）腹部压痛，以左髂窝和盆腔部位多见，如有局部或全腹肌紧张、反跳痛，提示出现肠坏疽。

（2）可见腹部膨隆，两侧可不对称。

（3）腹部听诊左右侧肠鸣音不一致，缺血部位的肠鸣音明显减弱或消失。

（4）体温升高＞38.5℃、脉搏增快；严重时，患者可有血压下降、四肢湿冷等休克的表现。

（5）直肠指检发现直肠周围压痛、指套染血等。

（三）辅助检查

1.实验室检查

（1）血常规：多数患者外周血白细胞计数升高（＞$10×10^9$/L），升高越明显，则预示缺血越严重。红细胞沉降率增快。

（2）便常规：大便中可见红细胞和脓细胞，大便隐血试验阳性，但便培养无致病菌生长。

（3）血生化：可有血清氨基移换酶、乳酸脱氢酶、碱性磷酸酶升高，高血钾、高血磷、高氮质血症等，血清淀粉酶一般为轻度升高。

2.特殊检查

（1）结肠镜检查：对本病的诊断、鉴别诊断有决定意义。发病后24h（急性期）肠腔内可见血性液体，局部黏膜充血水肿，血管网模糊、消失，内镜接触后易出血；发病48h（亚急性期）肠黏膜出现红斑，伴黏膜下出血点和多发浅表溃疡；发病7d左右（慢性期）溃疡一般不再发展，通常仅有少数病例进入慢性期，肠管局部纤维化，出现肠管狭窄改变。首次检查后1周复查结肠镜有上述显著变化，是其特点之一。

（2）X线钡剂灌肠：结肠双重对比造影对本病的诊断及鉴别诊断有重要价值。急性期钡剂灌肠可显示结肠黏膜正常或仅见局部痉挛征象，重症患者可见肠壁有指压痕征及小点状钡龛影，病变部位明显呈节段性分布，与非病变部位界线清楚；亚急性期时以溃疡形成为特征，溃疡可呈纵行及蛇行分布，钡灌肠显示大小不等的龛影，肠管不规则，结肠袋消失。

（3）X线腹部平片：约20％患者显示肠壁增厚性阴影，也可见肠腔积气，节段性扩张，病变肠段结肠袋消失，一部分见类似小肠Kerckring皱襞样横嵴，后者为本病X线特征性征象之一。

（4）腹部B超：早期见肠壁增厚，后期出现肠腔狭窄征象；彩色多普勒超声可见缺血肠段的血流明显减少，有助于确定缺血的范围。

(5)选择性血管造影:主要表现为肠系膜上动脉分支变窄,肠道血管分支不规则,动脉弓痉挛,透壁血管充盈缺损等,一般仅在诊断难以确定时进行。

(6)腹部 CT:可发现不规则形的肠壁增厚,呈节段性分布。

(四)诊断要点

(1)年龄>60 岁,伴有高血压、动脉硬化、糖尿病等疾病,突然发作腹部绞痛,伴有恶心、呕吐、腹泻及黏液脓血便者,应考虑本病的可能。

(2)可有高血压、心力衰竭、心肌梗死等基础的心脏疾病,部分患者可有长期口服避孕药、严重感染等病史。

(3)胃肠分泌液潜血试验阳性或血便、外周血白细胞计数升高,有助于本病的诊断。

(4)X 线钡灌肠检查发现"指压迹征"、脾曲锐角征、肠壁内钡剂显影;或结肠镜见到节段性分布的黏膜淤斑、出血等改变;血管造影有肠道血管分支不规则、动脉弓、透壁血管充盈受损等特征。出现这些特征性征象往往有助于本病诊断。

(五)鉴别诊断

1.溃疡性结肠炎

本病好发于中青年患者,有慢性腹泻及反复发作史,病变部位以左半结肠为主,呈连续性、弥漫性分布,黏膜溃疡多发散在分布,结肠镜或 X 线钡剂灌肠检查可诊断本病。

2.克罗恩病

病变主要位于回肠末端,呈节段性分布,肠瘘及肛周病变多见,结肠镜下见深而长的纵行溃疡及铺路石子样改变,无典型拇指压痕样改变,组织学检查呈非干酪性肉芽肿改变等可资鉴别。

3.细菌性肠炎

任何年龄都可发病,大便培养可见病原菌,病变部位与非病变部位界限不明显,抗生素治疗有效。

4.结肠癌

多见于老年人,常有黏液脓血便,结肠镜检查可明确诊断。

二、治疗

(一)一般治疗

疑诊本病的患者应立即住院治疗,卧床休息,禁食,胃肠减压,予以胃肠外营养;并可予持续低流量吸氧。停用可使肠系膜血管收缩的药物,如麦角碱、垂体后叶素等。补充足够的液体及电解质,维持水、电解质平衡,如便血量大($>$800mL),可给予输血、输血浆等支持治疗。有发热者予以物理降温,有高热者可用药物降温;有腹痛者,可用镇静、止痛药,但应慎重使用解痉、止泻药物,以避免并发肠穿孔。

(二)药物治疗

1.改善微循环

可用低分子右旋糖酐500mL,1次/天,静脉滴注;罂粟碱30~60mg加入5%葡萄糖注射液500mL中,1次/天,静脉滴注。此类药物一般为急性期使用,连用不宜超过5d。

2.防治感染

主要选用对肠道细菌敏感的抗菌药物,如甲硝唑、喹诺酮类等药物。如甲硝唑(灭滴灵)1g加入5%葡萄糖氯化钠注射液500mL中静脉滴注,1次/天;环丙沙星(西普乐)0.2g,2次/天,静脉滴注。

(三)手术治疗

如疑及肠坏疽或肠穿孔者应住院行剖腹探查术,证实本病则行切除病变肠段手术。

三、病情观察

(一)观察内容

(1)诊断明确者,应予以积极的内科治疗,如改善微循环、应用抗生素等,同时应严密观察病情变化,尤其是腹部体征的变化;若有腹膜刺激征,应及时请外科会诊手术治疗;如有心脏基础疾病,可提请心血管医师共同诊治。

(2)诊断不明确者,应仔细询问病史、细致体检,并进行相关实验室检查。难以排除本病者,应先按本病治疗实施,在进一步行上述相关检查的同时,请普外、介入、心血管科等相关学科会诊,以决定诊断及治疗方案。

(二)动态诊疗

以急腹痛就诊患者如疑诊本病,应立即住院治疗,并应按上述的治疗方案实施治疗,重要的是应严密观察病情变化,尽早发现可疑的并发症(如肠坏疽或肠穿孔),予以及时处理;对相关的心脏基础疾病,可请相关学科医师共同诊治。治疗后症状缓解、体温正常者,可予以出院,门诊随访。

四、临床经验

(一)诊断方面

(1)本病临床上虽不多见,但其发病多有心脏疾病基础,起病急骤,有一定的死亡率,因此,临床医师不容忽视。

(2)缺血性肠炎多为急性起病,很少有慢性过程,临床症状主要为突然发作的腹痛,为绞窄样,一开始定位不明确,逐渐定位在左侧腹或左下腹,伴有恶心、呕吐,呕吐物多为胃内容物;可有黏液脓血便,有时为鲜血便,进食可诱发或加重上述症状;部分患者伴有严重血管阻塞性疾病时可出现慢性发作的肠缺血症状,表现为进食后诱发腹绞痛或有吸收不良综合征,对这些临床症状的充分认识,可有助于本病的及时正确诊断。

(3)从临床角度看,本病多见于老年人或有动脉硬化、心肌梗死等病史的患者,或有长期口服避孕药史者,出现突发性左下腹绞痛,继之(24h内)出现解鲜红色或褐色血便的典型症状,不能用常见的胃肠道及胆胰急腹症来解释时,应考虑本病可能。

(4)肠系膜血管造影是诊断肠系膜上动脉血栓形成的金标准,但对肠系膜上静脉血栓形成诊断价值不大,后者常可由 CT 或剖腹探查明确诊断诊断;结肠镜下见病变区黏膜水肿、出血,黯红色黏膜向腔内突出,紫红色血疱提示黏膜下出血,具有一定的特征性,与钡灌肠所见的"指压迹征"意义相同。病变呈节段性分布则强烈提示本病,首次检查后1周复查有明显变化的则更具有确诊价值,因能反映本病演变的自然病程。

(二)治疗方面

(1)正确诊断是治疗的前提,本病的治疗是综合性的,包括积极的支持治疗。对症治疗、改善微循环、应用抗生素等,治疗中应密切观察病情变化,注意针对性处理,可使许多患者得以康复。

(2)如疑及肠坏疽或肠穿孔,切记外科手术治疗是必需的,否则可能导致严重后果。如病变进入慢性过程,可发展为节段性溃疡性结肠炎,对症状反复发作者可考虑择期手术;如为引起梗阻的肠狭窄亦宜手术治疗,手术切除病变肠段多可获得痊愈。

(三)医患沟通

缺血性结肠炎是一种常见的老年性疾病,如诊断本病,应向家属如实告知本病的临床特点、诊断方法、治疗药物等。部分患者可发生肠穿孔、肠坏死,另有部分患者可能并发心力衰竭、休克等,如有这些表现,往往预示患者预后较差,经治医师应随时与家属沟通,以便家属能理解、配合治疗,并避免医疗纠纷。

(四)病历记录

1.门急诊病历

记录患者就诊时腹痛的特点、性质、部位,有无便血,其颜色如何,与腹痛是否有关,有无恶心、呕吐、嗳气、腹胀、腹泻等消化道伴随症状。有无发热。记录以往有无冠状动脉粥样硬化史、高血压、心力衰竭、心肌梗死的病史。体检记录腹痛的部位,有无腹肌紧张、反跳痛,肠鸣音有无变化以及患者的血压、心率等。辅助检查记录患者血常规、结肠镜、B超、CT等检查的结果。

2.住院病历

重点记录缺血性肠炎的诊断依据,尤其是鉴别诊断要点。记录急诊结肠镜的检查结果分析。记录入院治疗后患者病情的变化。

第二节　急性出血坏死性肠炎

急性出血坏死性肠炎是以小肠的广泛出血、坏死为特征的肠道急性蜂窝织炎,病变主要累及空肠和回肠,还可侵犯十二指肠和结肠等。临床上以腹痛、腹泻、便血、腹胀、呕吐和发热为主要表现,严重者因发生小肠坏死、穿孔而致腹膜炎和中毒性休克,病情凶险,如延误诊断或治疗不当患者可于数日至数周内死亡。任何年龄均可发病,但以学龄前儿童和青少年多见,男性多于女性。四季均可发病,但高发于夏秋季节。农村较城市发病率高。

一、临床表现

1.腹痛

多系首发症状。病初常表现为逐渐加剧的脐周或左中上腹阵发性绞痛,其后逐渐转为全腹持续性痛并有阵发性加剧。常伴有恶心、呕吐,呕吐常为黄水,严重者呈咖啡样或血水样。腹痛在便血控制后3～5d仍可每天发作数次,可为最后消失的症状。

2.腹泻与便血

腹痛发生后即可有腹泻,每日数次至十数次不等。粪便初为糊状而带粪质,其后渐为黄水样,继之即呈血水状或呈赤豆汤和果酱样,甚至可呈鲜血状或黯红色血块,粪质少而具难闻的腥臭味。无里急后重。出血量多少不定,轻者可仅大便潜血阳性无便血;严重者1天出血量可达数百毫升。腹泻和便血时间短者仅1~2d。长者可达1月余,且可呈间歇发作,或反复多次发作。严重病例后期因中毒症状严重,发生麻痹性肠梗阻时便次减少,甚至停止,但直肠指检多能发现血便为本病的特征之一。

3.全身中毒症状

起病后不久即出现发热,一般在38~39℃,少数可达40℃以上,持续4~7d后渐退,偶有长达2~3周者。中毒症状严重者可出现抽搐、昏迷,也可出现四肢厥冷、皮肤黯紫花纹、血压下降、中毒性休克。腹泻、便血严重时,可出现贫血、脱水和酸中毒。

4.腹部体征

胃肠道症状虽重,但腹部体征却相对较少。腹部饱满,有时可见肠型。触诊腹软或有轻度压痛,但也可有明显压痛、腹肌紧张和反跳痛,提示急性腹膜炎。移动性浊音可阳性,也可抽出血性腹水。肠鸣音早期亢进,有肠梗阻时可闻及气过水声或金属音。腹膜炎明显时,肠鸣音减弱或消失。

二、辅助检查

1.血常规白细胞增多

一般为$(12\sim20)\times10^9/L$,以中性粒细胞增多为主。肠坏死或腹膜炎时可出现类白血病反应,核左移明显,部分出现中毒性颗粒。

2.大便检查

大便呈血性,或潜血试验强阳性,镜检可见大量红细胞、白细胞及脱落的上皮细胞。大便培养部分病例可有Welchii杆菌、大肠杆菌等生长。

3.尿常规

可有蛋白尿、红细胞、白细胞及管型。

4.X线检查

腹部透视或平片可见中腹或上腹部肠管充气、扩张,黏膜皱襞模糊、粗糙,肠壁水肿增厚,肠间隙增宽。立位片中有大小不等的液平面。肠穿孔者可有气腹。在急性期不宜做胃肠钡餐或钡灌肠检查,以免发生肠穿孔。

三、诊断和鉴别诊断

(一)诊断

起病急,发病前多有不洁饮食或暴饮暴食史。受冷、劳累、肠道蛔虫感染及营养不良为诱因。诊断主要依据临床表现:突然腹痛、腹泻、便血和呕吐,特别是呈腥臭味的洗肉水样便而无明显里急后重者,或突然腹痛后出现休克症状,应考虑本病的可能。

(二)临床分型

本病由于病变部位不同,损伤程度不一以及机体反应性的差异,临床表现也不一致。依其最突出的表现,可将本病分为以下几种类型。

(1)急性胃肠炎型:当病变仅累及黏膜和黏膜下层时,临床表现以腹泻为主,伴有恶心、呕吐,便血不明显。腹部X线平片示小肠充气、扩张,肠曲间隙增宽。

(2)肠出血型:病变黏膜广泛坏死脱落时,则以便血为主,量多少不等,呈血水样或黯红色,有明显贫血或急性大出血体征。

(3)肠梗阻型:病变以浆肌层为主时,因肠管肌层严重受损而浸润肿胀,肠管变僵直,丧失蠕动能力,临床表现为肠梗阻,如腹痛、腹胀、频繁呕吐,肠鸣音亢进或减弱、消失。可有肠型,腹部X线检查见多个液平面。

(4)腹膜炎型:随着浆肌层病变加重,肠内细菌毒素外渗或局部出现全层坏死,则发展成腹膜炎。表现为腹部压痛、反跳痛、腹肌紧张、肠鸣音消失。

(5)中毒休克型:全身中毒症状为主,高热、谵妄,血压下降乃至休克。

(三)鉴别诊断

由于本病的病情变化迅速且复杂,临床分型也较多,故需与之鉴别的疾病也较多,主要有以下几种。

1.中毒性菌痢

起病更急,开始即出现高热、惊厥、神志模糊、面色苍白,重者血压下降、休克,数小时后出现脓血便。急性出血性坏死性肠炎常以腹痛、腹泻为主,1~3d内出现红豆汤样或果酱样血便,少量黏液,无里急后重。病程、粪便性质和病原学检查可资鉴别。

2.绞窄性肠梗阻

腹痛、呕吐、便血、休克等症状与急性出血性坏死性肠炎相似。但绞窄性肠梗阻腹痛突出而剧烈,腹胀、呕吐更重,无排便排气,血便出现晚且量少。急性出血性坏死性肠炎早期出现肠梗阻是由于病变侵及肠壁浆肌层,引起节段性运动功能障碍,多为不全性肠梗阻;后期发炎的肠梗阻则由于肠管的僵硬、狭窄、粘连、坏死等原因引起,多为完全性梗阻,而且此前常先有腹泻、便血。

3.急性克罗恩病

与本病鉴别较困难,但急性克罗恩病多转为慢性,经常复发,而急性出血性坏死性肠炎却极少复发。

4.腹型过敏性紫癜

以腹痛、便血起病,与本病相似,但无腹泻和发热,中毒症状不重,待皮肤出现紫癜后诊断更明确。

此外,本病尚应与急性阑尾炎、肠套叠、阿米巴痢疾、细菌性食物中毒等鉴别。在临床急诊工作中,造成本病误诊的原因主要有二:一是对本病的临床特点认识不够,未能掌握其规律及其与各种疾病鉴别的要点;二是由于有时症状不典型,尤其有时相当一部分患者无腹泻或血便,对这类病例往往通过直肠指检才获得确诊。

四、治疗

本病治疗以非手术疗法为主,加强全身支持治疗,纠正水、电解质失衡,解除中毒症状,积极防治中毒性休克和其他并发症。必要时才予以手术治疗。

(一)非手术疗法

1.休息和禁食

患者在发热、腹痛、腹胀、呕吐及便血期间应卧床休息与禁食,腹胀者应早做胃肠减压。禁食是一项重要的治疗措施,轻者 7～8d,重者 14～21d,疑诊时即应禁食,确诊后更应禁食。待腹胀消失和腹痛减轻,腹部体征基本消失,无便血或大便隐血转阴,临床一般情况阴显好转,方可给予易消化、无刺激性流质饮食,逐渐过渡到半流质、软食乃至正常饮食。过早恢复正常饮食可使症状再发,过晚恢复正常饮食又可影响营养状态,延迟康复。

2.支持疗法

在禁食期间应予静脉输入高营养液,如 10%～25%葡萄糖液、复方氨基酸液、水解蛋白,以及维生素B、维生素C及钙剂。儿童补液量一般每日 80～100mL/kg,成人每日 2 000～3 000mL。贫血或便血严重者输鲜血、血浆或代血浆。治疗期间少量多次输血,对改善全身症状、缩短病程十分有利。本病因呕吐、腹泻和禁食,常有低血钾和酸中毒,若每日尿量不少于 1 000mL 而又有低血钾者,每日补充氯化钾量不少于 3g;少数严重低钾(血清钾<2.0mmol/L)患者,每日补氯化钾可达 8~12g。有酸中毒时,可给适量 5%碳酸氢钠液。对重症患者及严重贫血、营养不良者,可施以全胃肠外营养(TPN)。

3.防治中毒性休克

迅速补充有效循环血容量是治疗休克的关键。除补充晶体溶液外,应适当输血浆、新鲜全血或人体血清白蛋白等胶体液。酌情应用血管活性药物以保持正常的血压,如多巴胺、间羟胺、山莨菪碱(654-2)等。

4.肾上腺皮质激素的应用

皮质激素可减轻中毒症状,抑制变态反应,改善和提高机体应激能力,但有加重出血和促发肠穿孔的危险。在高热、中毒休克时可以使用,原则是短期、大量、静脉给药。儿童每日用氢化可的松 4~8mg/kg,或地塞米松 1~2.5mg;成人每日用氢化可的松 200~300mL,或地塞米松 5~20mL。一般用 3~5d 即停药。

5.抗生素的应用

由于本病与细菌感染有关,选用适当的抗生素控制肠道内细菌感染,有利于减轻肠道损害。常用的抗生素有氨苄西林、氯霉素、庆大霉素、第三代头孢菌素和喹诺酮类药物等,抗厌氧菌感染宜用甲硝唑或替硝唑。一般选两种联合应用。给药途径以静脉滴入为宜,疗程至少 1 周。

6.抗毒血清

采用 Welchii 杆菌抗毒血清 42 000~85 000U 静脉滴注,有较好疗效。

7.对症处理

高热时物理降温,或加用解热药;吸氧;腹痛较剧者可用阿托品、罗痛定肌内注射,必要时用哌替啶肌内注射;顽固性腹痛也可使用冬眠疗法或用 0.25%普鲁卡因做一侧或双侧肾囊封闭。严重腹胀和频繁呕吐者,应行胃肠减压。便血者可用凝血酶、立止血、云南白药等,严重出血者应输血。

8.其他治疗

(1)驱虫治疗:疑为或诊断为肠蛔虫感染者在出血停止、全身情况改善后应施以驱虫治疗,可用左旋咪唑 150mg 口服,每日 2 次,连用 2d。

(2)吸附肠道的细菌毒素和保护肠黏膜,可选用液状石蜡(20mL/d)或蒙脱石(思密达,6~9g/d)口服或胃管内注入。

(3)调节肠道菌群,可选用双歧杆菌活菌口服。

(二)手术疗法

临床上遇到下列情况应考虑手术治疗:①诊断不明,不能排除其他急需手术治疗的急腹症者;②有明显腹膜炎表现,疑有肠坏死、肠穿孔者;③腹腔诊断性穿刺证明有脓性或血性液体者;④腹胀严重,胃肠减压无效,有肠穿孔危险者;⑤肠出血严重,经反复输血及其他保守疗法无效而有休克趋势者。

第三节 自身免疫性肝炎

自身免疫性肝炎是一组原因不明,有明显自身免疫现象的慢性进行性肝病,以界面性肝炎并且无其他肝病时典型的改变为特征,其特点是高 γ 球蛋白血症,女性多见。一般对糖皮质激素的治疗反应良好。

一、诊断

(一)病史采集

1.现病史

应详细询问起病过程,是否缓慢起病。询问有无乏力、食欲减退、恶心、呕吐、厌油腻、体重减轻、腹胀等伴随症状,有无上腹部或肝区不适、隐痛,有无持续或缓慢加深的皮肤、巩膜黄染。有无关节炎、皮疹、皮肤血管炎、间质性肺炎、溃疡性结肠炎、干燥综合征等肝外的表现,有无内分泌紊乱的表现,如女性闭经、男性乳房发育、多毛、桥本甲状腺炎、糖尿病病史。

2.过去史

应详细询问有无肝炎史、血吸虫病史。注意如有上述的肝外表现,应仔细询问其发病过程、时间,曾在哪个医院就诊,具体检查及用药情况如何等。

3.个人史

应询问有无长期酗酒、长期服用药物史,如有,应仔细询问饮酒、服用药物的种类、剂量及时间等。

4.家族史

应询问家族中是否有类似疾病史。

(二)体格检查

(1)患者消瘦,面色灰黯。

(2)面部可见有毛细血管扩张,有蜘蛛痣,还可见肝掌。

(3)肝脏轻度或中等度肿大,晚期可缩小;脾脏肿大。

(4)本病如发展至肝硬化,可见有皮肤淤点(斑)、下肢水肿、腹壁静脉显露或曲张,腹部有移动性浊音阳性等。

(三)辅助检查

1.实验室检查

(1)血常规:部分患者有轻度贫血;有脾功能亢进的,血红蛋白、白细胞计数和血小板减少。

(2)肝功能:检查血清转氨酶常持续或反复增高,可为正常值的 5 倍以上。γ-谷氨酰转肽酶常增高。如有肝内胆汁淤积,碱性磷酸酶增高。血清白蛋白降低、γ 球蛋白和 IgG 增高,也可有血清胆红素增高。

(3)免疫功能检测:γ 球蛋白和 IgG 明显增高;60％～80％的患者抗核抗体阳性,形态以颗粒型为主,滴度小于 1:160,但抗双链 DNA 抗体和 Sm 抗体阴性。约 70％病例抗平滑肌抗体阳性,线粒体抗体 30％阳性,一般为低或中等滴度,原发性胆汁性肝硬化则往往为高滴度阳性。

(4)其他:各种病毒性肝炎的标记物均为阴性。部分患者凝血酶原时间可延长。

2.特殊检查

(1)影像学检查:腹部 B 超、CT 显示早期肝脏可见肿大,晚期缩小,脾脏常肿大或进行性肿大,本病如发展至肝硬化,则有肝硬化的影像学特点。

(2)肝穿刺活检:如诊断有困难,行肝组织活检,如发现肝组织中有大量的浆细胞浸润、碎屑样坏死,伴或不伴有小叶性肝炎,无胆管损伤,无铜、铁沉着等,可明确诊断。

(四)诊断要点

(1)有乏力、食欲减退、恶心、呕吐、厌油腻、体重减轻、腹胀等症状,持续或缓慢加深的皮肤、巩膜黄染等表现。

(2)除外活动性病毒性感染,无遗传,无长期酗酒、长期服用药物史。

(3)血清中存在自身抗体,如抗核抗体、抗平滑肌抗体、抗肝肾微粒体Ⅱ型抗体、抗肝细胞质Ⅰ型抗体、抗可溶性肝抗原抗体,血清 γ 球蛋白大于正常值上限的 1.5 倍,血清转氨酶增高 5 倍以上。

(4)肝组织中有大量的浆细胞浸润,碎屑样坏死,伴或不伴有小叶性肝炎,无胆管损伤,无肉芽肿,无铜、铁沉着等。

(5)诊断本病时,一般分为 3 种类型:①1 型(经典或狼疮型)平滑肌抗体和(或)抗核抗体阳性,高丙球蛋白血症,常有肝外免疫性疾病,HLA 为 A_1、B_8、DR_3 或 DR_4 阳性,对激素治疗有效。②2 型为血清内存在 1 型肝/肾微粒体的抗体,其中 2a 型患者抗 HCV 抗体阴性,细胞色素单氧合酶(P45011D6)的抗体常阳性,且为高滴度;2b 型患者抗 HCV 为阳性,有典型的慢性病毒性肝炎的表现,细胞色素单氧合酶(P45011D6)少阳性。③3 型为对可溶性肝抗原的抗体阳性,余与 1 型类似。

(五)鉴别诊断

(1)乙型或丙型肝炎病毒及乙醇、药物等引起的慢性肝炎一般相关的肝炎标记物阳性,有长期酗酒或服用对肝脏损害的药物史,免疫功能检查一般阴性。

(2)结缔组织病(如系统性红斑狼疮)常好发于中青年妇女,有关节痛、发热、多发性浆膜炎等多系统损害的表现。

二、治疗

(一)一般治疗

嘱患者注意休息,补充营养,禁酒。避免使用损害肝脏的药物。

(二)免疫抑制剂治疗

1.糖皮质激素(简称激素)

为本病治疗的首选药物,多数患者可用泼尼松 20mg,3 次/天,口服,治疗后可每周逐渐减量,至维持量 10～15mg/d,服用 6～12 个月。临床上应注意此类药物的不良反应较大,且属剂量依赖性,可引起包括库欣综合征、体重增加、痤疮、骨质疏松、肌病、白内障形成、易激惹、精神病及水肿等不良反应。

2.硫唑嘌呤

单用效果欠佳,与激素合用则治疗缓解率为 83%,并可以减少激素的用量及不良反应。常用泼尼松 10mg,3 次/天,口服;同时用硫唑嘌呤每天以 1mg/kg 分次口服,病情缓解后逐渐减药,其不良反应主要是骨髓抑制、胆汁淤积、皮疹等。

3.熊去氧胆酸

现主张与免疫抑制剂联合应用。常用熊去氧胆酸片 100mg,3 次/天,口服。

4.其他药物

其他新型的免疫抑制剂如环孢素和 FK506 等,可用于激素治疗无效或因激素不良反应而停药的患者,但这两种药物均存在肾毒性,疗效仍有待于进一步观察。

(三)肝移植

晚期患者可考虑行肝移植手术,其指征是:①免疫抑制剂治疗 4 年仍未缓解的晚期进行性自身免疫性肝炎;②HLA-A$_1$、B$_8$、DR$_3$ 阳性者,此类患者对免疫抑制剂的反应差,而移植效果较好。

三、病情观察

(一)观察内容

(1)诊断明确者,主要观察治疗后临床症状、体征的改善程度,监测肝功能、免疫功能各项指标的变化情况;使用免疫抑制剂期间,严密监测外周血象、肝肾功能等指标的变化,注意观察各种治疗药物的不良反应。

(2)诊断不明确者,告知患者或其家属有关本病的特点及常用的诊断方法,建议患者行免疫功能等检查以确诊,常规检查难以明确的,应动态观察病情变化,并监测肝功能、免疫功能等指标,必要时行肝穿刺活检以明确诊断。

(二)动态诊疗

(1)对于怀疑本病的患者,应根据其病情尽快行肝功能、免疫功能等检查,以明确诊断;仍难以确诊者,可行肝穿刺活检以明确诊断。确诊的患者应判断其临床类型,并嘱患者注意休息,调整饮食,给予必要的支持治疗,禁酒和避免药物性肝脏损害。

(2)对于接受激素治疗的患者,应严格把握剂量的增减,观察不良反应的发生,及时给予对症处理,对于不能控制病情或无法耐受激素治疗的患者,可加用硫唑嘌呤或改用环孢素、FK506,用药期间需监测肝、肾功能及不良反应的发生;晚期患者如条件允许,可考虑行肝移植手术。患者入院治疗后,症状控制、肝功能基本改善则可考虑出院,门诊随访。

四、临床经验

(一)诊断方面

(1)本病最常见的症状为乏力,其次为腹痛、关节痛、瘙痒和发热。多数严重患者则有黄疸和肝肿大,而腹水和肝性脑病较为少见。但多数本病患者的症状较轻,这些患者的肝病症状和体征可能并不常见或不甚明显,因此,自身免疫性肝炎的临床早期诊断较为困难。

(2)自身免疫性肝炎的诊断主要依赖于自身抗体的检测,应行上述相关检查和仔细地询问病史,并须排除其他原因引起的慢性肝病(尤其是肝炎病毒、酗酒、药物、脂肪肝等),患者的临床症状以肝外表现为主的,尤其要注意与结缔组织疾病进行鉴别。

(3)肝脏活检除能帮助确诊外,也可提供重要的预后信息。局限于门脉系统的炎症提示病情呈良性过程而无发展为肝硬化的危险,因此,除非症状严重,这类患者通常无需治疗;与此相反,门脉周围炎具有桥形坏死或多小叶坏死或活动性肝硬化者,具有进行性肝损害的危险,因而须予以治疗。

(4)早期诊断和合适的免疫抑制剂治疗可获得持续缓解,延长生存期,但多数患者最终仍发展为肝硬化。

(二)治疗方面

(1)自身免疫性肝炎治疗的基本原则是,抑制异常的自身免疫反应,消除或缓解肝内炎症、肝细胞坏死和肝纤维化,消除和减轻症状,恢复肝功能,保持肝功能处于代偿状态和减少并发症。

(2)临床医师应认识到,自身免疫性肝炎是一种可控制而不能治愈的疾病,50%~80%患者在停止治疗后的 6 个月内可复发,但多数患者可通过激素治疗维持缓解状态。对接受治疗患者的合理随访办法是,至少等待 1 年,生化指标最大限度地改善后再行肝活检,然后再根据活检结果考虑是否停用激素,在组织学改善之前过早的停止治疗将导致疾病复发而增加进展为肝硬化的危险。

(3)肝移植近年来已取得了很大的进展,因此,患者符合肝移植指征者,应积极争取肝移植治疗,这是治疗本病的最有效方法。

(三)医患沟通

如明确诊断,应告知患者或其家属有关本病的特点、类型,可能采取的治疗方案及预后特点,同时也应告知可能出现的病情变化或并发症,并指导其采取相应的防治措施。诊断不明确者,应告知患者或其家属进一步可能采取的诊断方法及其风险,如需行肝穿刺活检,应征得患者或其家属同意,并签署知情同意书。向患者或其家属交代不同治疗方案的具体过程、优缺点及可能的疗效,使用激素前应告知患者或其家属可能的不良反应。如需调整用药,还需告知患者或其家属更改的原因及可能的不良反应,征得患者或其家属的理解。

(四)病历记录

1.门急诊病历

记录患者就诊的主要症状特点,有无右上腹不适或隐痛、食欲不振、乏力、腹胀等症状,是否为持续或缓慢加深的皮肤、巩膜黄染。以往有无病毒性肝炎、慢性肝病、肝硬化、长期酗酒的病史,有无遗传性疾病家族史,以往是否就诊,如有,应记录相应的诊断、治疗方法、用药及效果如何等。体检记录有无肝掌、蜘蛛痣,有无肝肿大,质地如何,表面是否平滑,有无压痛,是否有黄疸、腹水、腹壁静脉显露的体征。辅助检查记录血常规、肝功能、免疫功能、肝炎病毒等检查的结果。

2.住院病历

详尽记录门急诊或外院的诊疗经过。记录相关免疫功能指标的检查结果。如行肝穿刺,则应详细记录操作过程、有无并发症,记录全面反映糖皮质激素治疗后的病情变化。

第四节　药物性肝病

药物性肝病是由药物本身或其代谢产物的直接或间接作用引起的肝脏损害。部分与药物的剂量有关,也可能与个体特异性有关。

一、诊断

(一)病史采集

1.现病史

应详细询问服药史,仔细询问患者服药的原因,药物名称、剂量、服用时间等,有无乏力、食欲不振、消瘦、恶心、呕吐、腹胀、皮肤及巩膜黄染等表现,这些症状是否为服药后 1～4 周发生;注意询问患者有无皮疹、发热、局部淋巴结肿大等肝外表现。

2.过去史

应询问有无病毒性肝炎、血吸虫病史,以往有无药物过敏史,有无类似发作史。

3.个人史

应询问有无长期酗酒史,如有应仔细询问每日的饮酒量、饮酒的年数。有无接触毒物史。

4.家族史

有无类似疾病史。

(二)体格检查

(1)部分患者可无阳性体征,或表现为右上腹压痛。

(2)如有肝细胞损害和肝内胆汁淤积,可见皮肤、巩膜黄染。

(3)部分患者可见有皮疹、肝脾肿大、局部淋巴结肿大等。

(4)若病程较长或长期服药,发展至慢性肝病、肝硬化,则见有肝掌、蜘蛛痣,腹壁静脉显露、脾脏肿大、肝脏缩小、移动性浊音阳性等。

(三)辅助检查

1.实验室检查

(1)血常规检查:白细胞计数、中性粒细胞一般为正常,嗜酸性粒细胞增多,可达6%以上。

(2)肝功能检查:血清氨基移换酶升高,胆红素升高,一般以直接胆红素升高为主,如为胆汁淤积型肝病,则碱性磷酸酶、γ-谷氨酰转肽酶升高;部分患者有白蛋白降低,凝血酶原时间延长。

(3)免疫功能检查:免疫球蛋白升高,抗核抗体和抗线粒体抗体可呈弱阳性。

(4)其他:各种病毒性肝炎的病原学检查均为阴性。

2.特殊检查

(1)影像学检查:腹部B超、CT显示早期肝脏可见肿大,晚期缩小,脾脏常肿大或进行性肿大,如发展至肝硬化,则有肝硬化的影像学特点。

(2)肝穿刺活检:上述诊断有困难时,可行肝活检以明确肝内胆汁淤积或肝实质细胞损害的病理改变。

(四)诊断要点

(1)服药后1~4周出现肝功能损害的表现,如乏力,食欲不振,恶心,呕吐,皮肤,巩膜黄染等。

(2)可伴有不同程度的发热、皮疹、皮肤瘙痒等。

(3)外周血嗜酸性粒细胞高达6%以上。

(4)有肝内胆汁淤积或肝实质损害的病理和生化改变,如转氨酶、碱性磷酸酶升高。

(5)各种血清病毒标志物阴性,以往无其他原因肝病的依据。

(五)鉴别诊断

诊断本病时应注意与慢性病毒性肝炎鉴别,后者虽与本病症状相似,但慢性肝炎一般有病毒性肝炎病史,血清病毒标志物阳性。

二、治疗

(一)一般治疗

确诊或疑诊为药物性肝病时,患者应立即停用对肝有损害的药物。可视药物进入体内的方式、剂量、时间及速度,必要时应行洗胃、导泻、输液、利尿等治疗,对摄取毒蕈在 12～24h 内可行血液透析,促进药物排出。患者应卧床休息、补充足够热量,给予高蛋白、高维生素饮食,维持水、电解质平衡。

(二)药物治疗

1.保肝退黄治疗

如有肝功能损害、黄疸,可予以保肝退黄治疗,可用甘利欣、氧化苦参素、熊去氧胆酸及中药等治疗,如甘利欣 100mg,3 次/天,口服;或熊去氧胆酸片 100mg,3 次/天,口服。也可服用维生素类药物,如复合维生素 B 2 片,3 次/天,口服;维生素 C 0.2g,3 次/天,口服;维生素 E 100mg,3 次/天,口服;葡醛内酯(肝泰乐)0.2g,3 次/天,口服。

2.保护肝细胞膜

可用易善复 2 片,3 次/天,口服;或易善复 2 支加入 5% 葡萄糖注射液 500mL 中静脉滴注,1 次/天。

3.其他治疗

如有药物过敏或上述治疗无效,可用糖皮质激素治疗(泼尼松 10mg,3 次/天,口服),待病情改善后逐渐减量,可连续使用 2～3 周;肝内胆汁淤积型患者除应用激素外,可用门冬氨酸钾镁 20mL 加入 5%～10% 葡萄糖注射液 500mL 中静脉滴注,1 次/天,可使肝内淤胆减轻;或用苯巴比妥 20～40mg,3～4 次/天,口服,能使黄疸减轻。

(三)人工肝和肝移植

如药物引起急、慢性肝功能衰竭或继发性胆汁性肝硬化时,可以考虑行人工肝治疗,有条件的,可行肝移植治疗。

三、病情观察

(一)观察内容

(1)诊断明确者,主要应观察治疗后临床症状和体征的改善,监测肝功能、血常规等各项指标的变化情况,使用糖皮质激素期间,应严密监测外周血象、肝肾功能等指标变化,注意观察各种药物的不良反应。

(2)诊断不明确者,应告知患者或其亲属有关本病的特点及常用的诊断方法,建议患者行免疫功能等检查以确诊;常规检查难以明确的,应动态观察病情变化,并监测肝功能、肝炎病毒标志物等指标;必要时行肝穿刺活检,以明确诊断。

（二）动态诊疗

对于怀疑本病的患者,应根据其病情尽快行肝功能、血常规等检查,难以确诊的,可行肝穿刺活检以明确诊断;确诊的患者应注意休息,调整饮食,并给予必要的支持治疗;对于接受糖皮质激素治疗的患者,应严格把握剂量的增减,观察不良反应的发生,及时给予对症处理;重症患者可考虑行人工肝支持治疗;晚期肝硬化患者如条件允许,可考虑行肝移植手术。行上述治疗和停用相关药物后,临床和生化明显改善的患者可予以出院,门诊随访。

四、临床经验

（一）诊断方面

（1）急性表现的药物性肝病的诊断并不困难,慢性药物性肝病起病较为隐匿,又缺乏特异性诊断指标,诊断比较困难;诊断本病,应详细询问患者的药物接触史,如服用药物史、肝毒物接触史,然后进行全面分析、综合判断。

（2）任何疾病的治疗过程中出现肝损害,每一种药物都应被怀疑,对任何有肝功能损害或肝内胆汁淤积表现的患者,都应详细询问患者的既往用药史尤其是最近一段时间的服药史。引起肝功能损害的常见药物有抗生素、中药、非类固醇消炎药物、抗炎药物、心血管药物和中枢神经系统药物等。

（3）诊断本病时,应注意排除其他原因或疾病所致的肝损害或肝功能异常,一旦拟诊为本病,停药后血清氨基移换酶一般于8d后开始逐步下降,并于30d内不再上升,其他血清肝功能指标也应有所改善。

（4）药物引起的肝损害,停药后临床和生化指标可明显改善,伴肝组织病理的好转,若长期随访,肝脏病变大多消退或恢复正常;如未及时诊断,继续服药,则可进展为肝硬化或肝功能衰竭而死亡。即使并发亚急性肝坏死的患者,如能及时诊断和停药,其预后也比肝炎病毒所致的亚急性肝坏死为佳。

（二）治疗方面

（1）本病治疗的关键是及时停用致肝损害的药物。实践证明,临床上发生的大部分药物性肝病,在停用相关药物后的很短时间内就能恢复到正常状态。

（2）对症治疗是本病的治疗基本出发点,主要是保肝退黄,选择药物本身宜无不良反应,因此,糖皮质激素的应用应严格掌握指征,治疗过程中如出现肝性脑病,往往预示发生暴发性肝衰竭,预后不良,应当优先考虑肝移植治疗。

（三）医患沟通

明确诊断者,告知患者或其家属有关本病的特点、类型、可能采取的治疗方案及预后。同时告知可能出现的病情变化或并发症,并指导其采取相应的防治措施。对于诊断不明确者,应告知患者或其家属进一步可能采取的诊断方法及其风险,如需行肝穿刺活检,应征得患者或其家属同意,并签字为证。应向患者或其家属交代不同治疗方案的具体过程、优缺点及可能的疗效,并由其做出选择。如需调整用药,亦需告知患者或其家属更改的原因及可能的不良反应,征得患者或其家属的理解。

（四）病历记录

1.门急诊病历

记录患者就诊的主要症状特点,有无服药后右上腹不适或隐痛、食欲不振、乏力、腹胀、皮肤及巩膜黄染等症状。发病前服用的药物及剂量、时间多久,有无药物过敏史。以往有无病毒性肝炎、慢性肝病、长期酗酒的病史。体检记录有无肝掌、蜘蛛痣,有无肝肿大、黄疸、腹水、腹壁静脉显露的体征。辅助检查记录血常规、肝功能、肝炎病毒等检查结果。

2.住院病历

详尽记录患者入院前用药情况、门诊或外院的诊疗经过。病程记录应提出药物性肝病的诊断依据,并进行必要的鉴别诊断,制订详尽的诊疗计划。记录有关肝功能、腹部 B 超等检查结果。如需肝穿刺的,应记录与患者或其家属的谈话经过,应以其亲笔签字为据。病程记录应反映患者治疗后的病情变化。

第四章 泌尿系统疾病

第一节 尿路感染

尿路感染是由大量微生物在尿路内繁殖而引起的尿路炎症,可分为上尿路感染(主要为肾盂肾炎)和下尿路感染(主要为膀胱炎及尿道炎),女性发病率高。病原体以革兰阴性肠道杆菌为主,其他细菌及微生物(如真菌、衣原体、支原体等)也可致病。临床出现尿频、尿急、尿痛等尿路刺激征,上尿路感染时还有发热、腰痛。尿常规化验白细胞增多,尿微生物培养可见致病菌或真菌。本节将着重讨论急性上、下尿路感染。

下尿路感染表现为尿频、尿急、尿痛、尿路刺激症状,伴有高热、寒战时,应考虑上尿路感染,尿常规检查可见白细胞,尿细菌培养阳性。下尿路感染可口服抗生素,以三日疗法为宜;上尿路感染应针对尿细菌培养选用敏感抗生素,口服或静脉给药,疗程以 2 周为宜。

一、诊断

1.急性膀胱炎

急性起病,常有明显的尿频、尿急、尿痛及耻骨上不适等症状,有时出现肉眼血尿带血块,患者不发热或低热(体温常在 38.5℃以下),无腰痛。尿常规化验白细胞增多(离心后尿沉渣高倍视野下白细胞多于 5 个即为白细胞增多,此时常为满视野),可伴血尿(为均一红细胞性血尿),无管型。尿细菌培养阳性。

2.急性肾盂肾炎

急性起病,有或无明显尿路刺激征,伴寒战、高热(体温常在 38.5℃以上),常有腰痛和患侧肋脊角叩痛。血化验白细胞增多,出现核左移,尿常规化验白细胞增多,偶见小圆上皮细胞及白细胞管型。尿细菌培养阳性。

如果肾盂肾炎反复发作,则应检查有无尿路解剖异常(如尿路畸形、结石所致梗阻)或功能异常(常为膀胱-输尿管反流)等复杂因素存在,此时应做肾盂造影或排尿时膀胱输尿管造影检查。

二、鉴别诊断

1.肾结核

本病有明显尿频、尿急、尿痛症状,白细胞尿,以及血尿(均一红细胞性血尿),但是,反复尿培养阴性,抗生素治疗无效,尿沉渣找到抗酸杆菌,尿结核菌培养阳性,以及静脉肾盂造影出现典型肾盏破坏影像,均可鉴别。

2.急性尿道综合征

此病常见于曾经患过尿路感染并有神经官能症的女性,患者主诉轻度尿频及排尿不适,但是反复尿常规化验及尿致病微生物检查均为阴性。

三、治疗

选用对致病菌敏感、尿内及肾内浓度高、肾毒性低的药物,尽快将尿路炎症彻底治愈是治疗目的。

1.急性膀胱炎

常选用磺胺类(如复方磺胺甲基异噁唑),喹诺酮类(如环丙沙星或氧氟沙星)或抗生素类(选用广谱偏抗杆菌的抗生素,如羟氨苄青霉素或第二、第三代头孢菌素类抗生素)药物口服治疗。关于疗程,曾一度提倡单剂疗法,但由于感染复发率高现已弃用,目前多采用三日疗法。

2.急性肾盂肾炎

可先选用广谱偏抗杆菌的抗菌药物治疗,用药前尽可能先留尿做尿培养及药物敏感试验,以便获得结果后能适当调整用药。

(1)轻型急性肾盂肾炎:症状较轻无并发症、非院内获得感染的患者,可以仅口服抗菌药治疗,一般 2～3d 即可显效。如已显效,则不必更换药物,继续服药满2 周;如无好转,则需参考药物敏感试验结果更换药物。

(2)重型急性肾盂肾炎:寒战、高热,外周血白细胞增多,全身中毒症状明显的患者,应予静脉抗菌药物治疗;病情极重,有并发败血症可能时,还应选两种抗菌药物联合应用。静脉滴注至退热 3d 后,再改口服抗菌药物继续治疗满 2 周。如疗效差,则应参考药物敏感试验结果更换药物静脉滴注。

第二节　急性肾衰竭

急性肾衰竭(ARF)是一种由多种病因引起的临床综合征,表现为肾功能急剧衰退,体内代谢产物潴留,水、电解质及酸碱平衡紊乱。ARF 可分为肾前性、肾后性和肾实质性 3 种,下文将分别介绍。

一、肾前性急性肾衰竭

(一)概念

指肾脏供血不足,肾实质有效灌注减少导致的 ARF,此时肾组织尚未发生器质性损害。

常见的肾脏供血不足病因有:①腹泻、呕吐、过度利尿、皮肤烧伤渗出所致脱水;②严重失血;③休克;④肾病综合征导致有效血容量不足;⑤左心力衰竭心排血量减少;⑥肝肾综合征。

主要临床表现为:尿量减少(不一定达到少尿,每日尿量少于 400mL 为少尿),尿比重及尿渗透压增高;血清肌酐(Scr)及尿素氮(BUN)增高,且二者增高不成比例,BUN 增高更明显(当二者均以 mg/dL 为单位时,Scr：BUN 为>1：10);患者尿常规化验可正常。

(二)诊断

患者存在肾脏供血不足诱因,尿量减少,Scr 及 BUN 不成比例增高,而尿化验正常,就应疑及本病;若能除外缺血导致的急性肾小管坏死,肾前性 ARF 即成立。

(三)治疗

针对各种肾缺血病因进行相应处理,如脱水给补液,失血给输血,休克给升压治疗等,如果肾缺血能被纠正,肾功能会迅速恢复正常。

二、肾后性急性肾衰竭

(一)概念

指尿路梗阻引起的 ARF。尿路梗阻后,肾小囊压增高,滤过压降低乃至消失,出现无尿,体内代谢产物潴留。尿路梗阻多由尿路器质性疾病引起(如尿路外肿瘤压迫,尿路肿瘤、结石、血块、坏死组织阻塞,前列腺肥大等),也可由尿路功能性疾病导致(如神经源性膀胱)。

(二)临床表现

突然出现无尿(每日尿量少于 100mL 称为无尿),部分患者早期可先无尿与多尿交替,然后完全无尿,Scr 及 BUN 迅速上升。影像学检查(B 超、肾盂及输尿管造影、CT、磁共振水成像等)常见肾盂积水及输尿管扩张。若为下尿路梗阻,还可见膀胱尿潴留。

(三)诊断

患者突然出现无尿,Scr 及 BUN 迅速上升,影像学检查发现尿路梗阻,即能确诊。

(四)鉴别诊断

应与呈现无尿的肾实质 ARF 鉴别,发现尿路梗阻是鉴别要点。

(五)治疗

迅速解除尿路梗阻是治疗的关键,紧急情况下,前列腺肥大所致梗阻能通过导尿或膀胱造瘘解除,上尿路梗阻可通过输尿管插管或经皮肾盂插管解除。然后再设法根治疾病。梗阻解除后患者常出现多尿,应注意防治水、电解质及酸碱平衡紊乱。

三、肾实质性急性肾衰竭

(一)概念

指各种肾脏组织病变导致的 ARF。肾性 ARF 按主要病变部位又可分为6种:肾小管性 ARF(如急性肾小管坏死)、肾间质性 ARF(如急性药物过敏性间质性肾炎)、肾小球性 ARF(如急进性肾炎或重症急性肾炎)及肾脏小血管性 ARF(如抗中性白细胞胞质抗体相关性肾脏小血管炎),此 4 种 ARF 较常见。另外还有急性肾皮质坏死及急性肾乳头坏死所致 ARF,但少见。现将前 4 种肾实质疾病作一介绍。

1.急性肾小管坏死

常有明确诱因,如肾缺血(脱水、失血及休克等)或毒物肾损害(包括药物,造影剂,重金属,有机溶剂,动、植物毒素等所致肾损害),迅速(数小时至数天)出现 ARF(包括少尿型或非少尿型),尿改变轻微(轻度蛋白尿,少量红细胞、小圆上皮细胞及管型)。

2.急性药物过敏性肾间质肾炎

常有明确用药史及药物过敏反应表现(药疹、药物热、外周血嗜酸性白细胞增多等),迅速(数小时至数天)出现 ARF(包括少尿型或非少尿型),并常伴肾性尿糖等肾小管功能损害,尿改变轻微(轻度蛋白尿、白细胞、红细胞及管型)。

3.急进性肾小球肾炎及重症急性肾小球肾炎

临床常出现急性肾炎综合征(血尿、白细胞尿、蛋白尿、水肿及高血压),肾功能急剧衰退(数周内进展至肾衰竭),早期出现少尿或无尿,前者肾穿刺病理检查为新月体肾小球肾炎,后者为内皮及系膜细胞高度增生的毛细血管内增生性肾小球肾炎。

4.抗中性白细胞胞质抗体(ANCA)相关性肾脏小血管炎

该病引起 ARF 时,病理常已为新月体肾炎,属于急进性肾小球肾炎Ⅲ型,详见有关内容。

(二)诊断

正如上述,肾实质性 ARF 的基础肾脏病性质十分不同,要根据上述各病的临床及实验室特点来进行诊断,临床诊断困难时应及时进行肾穿刺活检,病理检查对确诊上述疾病具有绝对重要意义。

(三)鉴别诊断

肾实质性 ARF 应与肾前性及肾后性 ARF 鉴别,鉴别要点已于前述。若把肾实质性 ARF 中表现近似的肾小管性及肾间质性 ARF 作为一组,肾小球性及肾脏小血管性 ARF 作为一组,这两组疾病临床及实验室表现的鉴别要点列入表 4-1。

表 4-1　肾实质性急性肾衰竭的鉴别要点

项目	肾小管及肾间质疾病	肾小球及小血管疾病
疾病诱因	明确	常不清
肾衰竭发生速度	数小时至数天	常数周
尿蛋白排泄量	少量	较多,可出现大量蛋白尿
肾小管功能损害	肾间质疾病常有肾性糖尿	不出现肾性糖尿
急性肾炎综合征	无	有

(四)治疗

包括基础肾脏病治疗及透析治疗,基础肾脏病治疗因疾病不同而方案各异,在此无法详叙,这里只对 ARF 患者的透析治疗作简单介绍。

ARF 患者进行透析治疗是为了维持生命,赢得治疗时间,争取疾病恢复。透析方式选择血液透析或腹膜透析皆可。ARF 进行透析治疗的指征与慢性肾衰竭不同,具体如下。

高分解代谢型 ARF 应立即透析,非高分解代谢型 ARF 出现下列任一情况时也应透析:①少尿或无尿超过 2d;②血肌酐≥442μmol/L(5mg/dL);③血尿素氮≥21mmol/L(60mg/dL);④血钾≥6.5mmol/L;⑤二氧化碳结合率(CO$_2$CP)≤13mmol/L;⑥出现肺水肿、脑水肿先兆;⑦尿毒症症状极重。

第三节　慢性肾衰竭

慢性肾衰竭是慢性肾脏病(CKD)肾组织被严重破坏,不能有效排出代谢产物,导致毒素体内潴留,水、电解质及酸碱平衡紊乱,并出现多系统症状的综合征。

慢性肾衰竭可引起多系统损害,常出现食欲不振、恶心、呕吐等消化道症状,并出现高血压及贫血;严重时可出现尿毒症、心包炎及心肌病、尿毒症脑病、尿毒症肺水肿、内分泌功能失调、钙磷代谢紊乱(低血钙、高血磷)及肾性骨病等。水、电解质及酸碱平衡紊乱以水肿、高钾血症及代谢性酸中毒最常见。病史不清的 CKD 患者,在发生慢性肾衰竭时如未检查肾功能,则可能因上述某系统症状突出,而被误诊为该系统疾病。

一、诊断

慢性肾衰竭的诊断要点是:①有 CKD 证据,如确凿的病史或影像学检查肾脏萎缩;②肾小球滤过率(GFR)渐进下降,血清肌酐(Scr)逐渐升高;③常伴随水、电解质及酸碱平衡紊乱,及多系统临床症状。

慢性肾衰竭确诊后,尚应根据 GFR 或(和)Scr 水平进行分期。其分期标准各国不同,现将我国肾脏病学界 1992 年制订的标准及美国肾脏基金会 2 000 年于 K/DOQI 中公布的标准作一介绍。

我国慢性肾衰竭分期如下:

第一期,肾功能不全代偿期。GFR 50～80mL/min,Scr 133～177μmoL/L(1.5～2.0mg/dL)。临床常无症状。

第二期,肾功能不全失代偿期。GFR 20～50mL/min,Scr 177～442μmoL/L(2.0～5.0mg/dL)。临床上常出现乏力、食欲减退或轻度胃部不适,有时出现贫血等症状。

第三期,肾衰竭期。GFR $10 \sim 20$ mL/min,Scr $442 \sim 707\mu$moL/L($5.0 \sim$ 8.0mg/dL)。症状明显,乏力、消化道症状尤为突出,贫血严重,出现代谢性酸中毒,水、电解质紊乱,低血钙,高血磷等。

第四期,尿毒症期。GFR$<$10mL/min,Scr$>707\mu$mol/($>$8.0mg/dL)。临床出现尿毒症症状。

美国 NKF-K/DOQI 慢性肾脏病的分期见表 4-2。

表 4-2 美国 NKF-K/DOQI 慢性肾脏病的分期

分期	描述	GFR[mL/(min·1.73m²)]
1	肾损伤,GFR 正常或升高	$\geqslant$90
2	肾损伤,GFR 轻度下降	$60 \sim 89$
3	GFR 中度下降	$30 \sim 59$
4	GFR 严重下降	$15 \sim 29$
5	肾衰竭	$<$15 或透析

注:慢性肾脏病是指肾脏损伤或 GFR$<$60mL/(min·1.73m²)持续 3 个月。肾损伤的定义是指肾病理学异常或血液、尿液、影像学的检查异常。

既往有糖尿病、高血压的患者,应定期进行尿常规化验,做到早发现、早预防、早治疗。如果有肾脏病病史的患者,应定期检查肾脏功能。

二、鉴别诊断

CKD 病史不清的慢性肾衰竭患者应与急性肾衰竭鉴别,鉴别可从临床资料、影像学检查及实验室检查三方面进行,简述如下。

1.临床资料

下面资料可供参考:①有无夜尿增多病史? 夜尿增多是指夜间尿量超过全日尿量 1/2,提示远端肾小管浓缩功能障碍,有此病史者多为慢性肾衰竭。②是否早期出现少尿? 少尿是指每日尿量少于 400mL。部分急性肾衰竭患者肾衰竭尚不严重即出现少尿,而慢性肾衰竭病例只有到终末肾衰竭才发生少尿,因此,如果肾衰竭早期即出现少尿多提示为急性肾衰竭。③是否出现贫血?

慢性肾衰竭几乎均有贫血,肾小球性及肾血管性急性肾衰竭也多出现贫血,而肾小管性及肾间质性急性肾衰竭则多无贫血或仅轻度贫血,因此不伴贫血的肾衰竭,多提示肾小管性或肾间质性急性肾衰竭。

上述资料对鉴别急、慢性肾衰竭局限性很大,但仍有参考价值,不应忽视。

2.影像学检查

虽然各种影像学检查都能检测肾脏大小,但是临床常用 B 超检查。B 超检查除能准确测量肾脏体积帮助鉴别外,观察肾实质回声高低对鉴别也有一定参考价值。急性肾衰竭时肾脏常明显充血、水肿,故双肾体积常增大,肾实质中锥体呈低回声清晰可见;而慢性肾衰竭患者肾小球硬化、小管萎缩及间质纤维化,故双肾体积常缩小,肾实质回声普遍增强。

所以,双肾体积增大者多为急性肾衰竭(肾淀粉样病变或糖尿病肾病所致慢性肾衰竭早期,有时双肾体积亦增大,应予鉴别),而双肾体积缩小者均为慢性肾衰竭。但是,有时急性肾衰竭及慢性肾衰竭早期,肾脏体积并无增大或缩小,此时影像学检查对鉴别诊断则无帮助,而必须依赖其他检查。

3.实验室检查

用于鉴别急、慢性肾衰竭的化验主要是指甲肌酐检查及头发肌酐检查。指甲(头发)肌酐化验常只在肾脏影像学检查对鉴别急、慢性肾衰竭无帮助时(即肾脏大小正常时)才应用。指甲(头发)肌酐正常而血 Scr 明显增高者,提示急性肾衰竭;指甲(头发)肌酐及血 Scr 均增高者,提示慢性肾衰竭。指甲(头发)肌酐化验较易出现误差,具体应用时一定要有严格质量控制。

在上述鉴别方法中,影像学检查意义最大而且误差小。但在临床上具体进行鉴别诊断时,仍必须考虑各种检查结果进行综合分析,不可偏颇。

三、治疗

包括对慢性肾功能不全患者进行的非透析治疗及对尿毒症患者进行的肾脏替代治疗(包括血液透析、腹膜透析及肾移植)。此处只重点介绍非透析疗法,它主要包括如下三方面措施。

(一)延缓肾损害进展

除积极治疗基础 CKD 外,尚可采取下列措施延缓肾损害进展。

1.低蛋白饮食治疗

低蛋白饮食可减轻肾小球内高压、高灌注及高滤过,即所谓"三高",从而延缓肾小球硬化及肾功能损害进展。CKD 患者从患病起即应减少蛋白入量至 0.8g/(kg·d),GFR 下降到 60mL/min 后即应进低蛋白饮食[(0.6g/(kg·d)],应以动物蛋白为主,并可适当配合服用复方 α-酮酸制剂。实施低蛋白饮食时,患者热量必须保持在 125～146kJ/kg(30～35kcal/kg,其中碳水化物约占 60%,脂肪约占 30%,蛋白质约占 10%),以免发生营养不良。

2.血管紧张素转换酶抑制剂(ACEI)及血管紧张素 AT1 受体阻断剂(ARB)治疗

长期服用 ACEI 或(和)ARB 能够延缓肾损害进展,这已被许多循证医学试验证实,它们主要是通过降低肾小球内"三高"、减少尿蛋白排泄及减少肾脏细胞外基质蓄积而起效。应用这类药时(尤其用药头 2 个月)应密切监测 Scr,若 Scr 值增高超过基础值 50%,则提示有肾缺血存在,例如:①肾动脉狭窄;②呕吐、腹泻、过度利尿导致脱水;③左心衰竭心搏出量减少,致肾供血不足;④同时使用非甾体抗炎药(此类药物能抑制扩血管的前列腺素产生,使肾动脉尤其入球小动脉收缩)等。此时,应首先停服 ACEI 及 ARB,设法纠正肾缺血。若肾缺血能纠正,Scr 恢复至基线,可以再用 ACEI 及 ARB;若肾缺血不能被纠正,就应禁用这类药物。从前曾规定 Scr>265μmol/L(3mg/dL)时不能应用这类药,现已没有这一限制,但是此时服药必须警惕高血钾发生。

3.控制系统高血压

降低系统高血压能间接减低肾小球内高压、高灌注及高滤过,从而延缓肾损害进展。一般首选 ACEI 或 ARB,并配合少量利尿剂应用,血压不能达标时,再加钙通道阻滞剂及其他降压药。

4.其他

应尽量避免感染、劳累、妊娠及肾毒性药物加重肾损害;其他能加重肾损害的并发症,如高血糖、高脂血症及高尿酸血症也需相应治疗。

(二)排出体内毒素

主要是服用中药大黄制剂(如大黄粉、大黄苏打片、中成药尿毒清等),或用含大黄中药煎剂灌肠来从肠道清除毒素。灌肠中药组方有:①大黄 10g,附子 10g,炒槐花、生龙牡各 30g。②大黄 30g,煅牡蛎 30g,蒲公英 20g。③大黄 10g,生牡蛎 30g,皂荚子 9g,六月雪 30g,徐长卿 15g。将这些煎剂浓缩成 150～200mL 保留灌肠,每日 1 次。

(三)维持机体内环境平衡

1.维持水、电解质及酸碱平衡

患者容易水钠潴留,出现水肿及高血压,故应严格限盐(不超过 3.0g/d);患者容易发生高钾血症,当血钾高于 5.5mmol/L 时,可口服降钾树脂(每次 15～30g,每日 1～2 次),并输注高张葡萄糖及胰岛素[二者比例(4～6)g:1U],若高于

6.5mmol/L 则应紧急透析。患者容易发生代谢性酸中毒,若血清二氧化碳结合率 (CO_2CP)低于 13mmol/L,则应静脉输注碳酸氢钠。

2.纠正贫血

如果患者出现肾性贫血,应给予促红细胞生成素皮下注射,并同时静脉或口服补铁,以纠正贫血。

3.纠正甲状旁腺功能亢进及钙磷代谢紊乱

高磷血症患者应在进食时口服磷结合剂,使磷被结合从肠道排出。甲状旁腺功能亢进明显时,应给予活性维生素 D 钙三醇[$1,25-(OH)_2-D_3$]及钙剂口服,药物治疗无效的重症病例还可做部分甲状旁腺切除术治疗。

第四节　肾病综合征

肾病综合征是由不同病因、发病机制及病理类型的肾小球疾病引起的一组临床症候群,包括:①大量蛋白尿($\geqslant 3.5g/d$);②低白蛋白血症($\leqslant 30g/L$);③水肿;④高脂血症。肾病综合征可分为原发性及继发性两大类,后者继发于全身系统性疾病或先天遗传性疾病。下文将重点讨论原发性肾病综合征。

一、诊断

原发性肾病综合征应按如下思路进行诊断。

1.是否肾病综合征

肾病综合征由以下四方面表现组成:①大量蛋白尿;②低白蛋白血症;③水肿;④高脂血症。我国标准规定:头两条必备,再加上后两条之一,即能诊断肾病综合征。

2.是否原发性肾病综合征

只有除外了继发性肾病综合征后(详见鉴别诊断),原发性肾病综合征诊断才能成立。

3.是由哪种肾小球疾病引起

必要时应做肾穿刺病理检查,确定该肾病综合征是由哪种病理类型的肾小球疾病引起。原发性肾病综合征的常见病理类型为:微小病变病、系膜增生性肾小球肾炎、膜性肾病、系膜毛细血管性肾小球肾炎(又称膜增生性肾小球肾炎)和局灶节段性肾小球硬化。

二、鉴别诊断

导致肾病综合征的病因很多,因此必须除外全身系统疾病及先天遗传疾病所致的继发性肾病综合征后,才可诊断原发性肾病综合征。一般而言,婴幼儿时期患病应仔细除外先天性肾病综合征(包括芬兰型及非芬兰型);少年儿童患病应除外过敏性紫癜肾炎及乙型肝炎病毒相关肾炎;中青年患病应除外系统性红斑狼疮性肾炎(尤其女性应注意鉴别)、人免疫缺陷病毒相关肾病及海洛因相关肾病(后两种病国内目前尚少见);中老年患病应除外糖尿病肾病、肾淀粉样变性病、多发性骨髓瘤肾病及其他肿瘤相关肾病。

三、并发症

1.感染

感染是肾病综合征的常见并发症,也是导致肾病综合征复发和疗效不佳的重要原因之一。免疫功能紊乱、营养不良、使用糖皮质激素和免疫抑制剂是造成患者易于感染的原因。常见感染部位为呼吸道、泌尿道、消化道及皮肤。

2.血栓、栓塞并发症

肾病综合征大量蛋白尿时,小分子的抗凝因子(抗凝血酶 III 等)及纤溶酶原从尿中丢失,大分子的凝血因子(V、VII、VIII、X 因子及纤维蛋白原)在肝内合成增多,血小板功能增强,使机体形成高凝状态;而血浆白蛋白降低致有效血容量不足、高脂血症和过度利尿又使患者血液黏稠度增高。此外,长期使用糖皮质激素也加重了高凝倾向,如此,患者极易发生血栓栓塞并发症,膜性肾病尤好发。临床以肾静脉及下肢静脉血栓常见,栓子脱落所致肺梗死可威胁患者生命。

3.蛋白质代谢紊乱

长期低白蛋白血症可导致营养不良、小儿生长发育延缓,并可导致胶体渗透压降低,出现水肿,甚至出现浆膜腔积液;免疫球蛋白 IgG 丢失可致机体抵抗力下降,易于感染;药物结合蛋白丢失可致血浆游离药物浓度增加,排泄或降解加速,使药物疗效降低及毒性增加;维生素 D_3 结合蛋白丢失,可使肾脏 $1,25\text{-}(OH)_2\text{-}D_3$ 生成减少,导致低钙血症;金属结合蛋白丢失,可使微量元素锌、铁、铜等缺乏。

4.高脂血症

低蛋白血症将刺激肝脏合成蛋白增加,此时脂质及载脂蛋白合成也增加,而乳糜微粒和极低密度脂蛋白的清除减少。高脂血症的危害包括:高黏状态及促血小板聚集,诱发血栓形成;促进动脉粥样硬化导致心血管疾病;促进肾小球硬化,加速慢性肾病进展。

5.急性肾衰竭

(1)肾前性氮质血症:患者有效血容量不足,肾血流量下降,即可导致肾前性氮质血症。这些患者血红蛋白及血细胞比容常增高,可出现体位性低血压或循环虚脱,尿量减少、尿比重及渗透压增高,血尿素氮及肌酐成不成比例上升(若二者均以 mg/dL 为单位,血尿素氮与肌酐的比值此时常为 10:1)。若给予扩容、利尿治疗,患者尿量即迅速增加,肾功能恢复正常。

(2)特发性急性肾衰竭:该急性肾衰竭机制不清,可能由于肾间质高度水肿压迫肾小管及大量蛋白管型堵塞肾小管,导致肾小囊内压升高,肾小球滤过率下降,而发生肾衰竭。临床多见于 50 岁以上微小病变病患者,尤其肾病综合征复发时,患者无明显诱因出现少尿或无尿,血清肌酐迅速增高。扩容利尿无效。需除外各种原因导致的急性肾衰竭,才能诊断本病。

四、治疗

1.一般治疗

(1)休息:有严重水肿时应注意休息,卧床休息时要进行床上肢体活动,以免肢体血栓形成。

(2)饮食:应进低盐饮食(<3g/d)。蛋白质的摄入给予 1.0g/(kg·d)的优质蛋白,热量应保证不少于 125～146kJ/kg[30～35kcal/(kg·d)]。少进富含胆固醇及饱和脂肪酸的饮食,多食富含多聚不饱和脂肪酸及可溶性纤维的饮食。注意维生素及微量元素补充。

2.对症治疗

(1)利尿消肿:可予以噻嗪类利尿药(如氢氯噻嗪)及保钾利尿药(如氨苯蝶啶或安体舒通)联合治疗,效差时可用袢利尿剂(如呋塞米或布美他尼)。若低白蛋白血症,血浆胶体渗透压低,利尿效果不好时,则可先从静脉滴注低分子右旋糖酐或 706 代血浆(用含糖、不含氯化钠制剂)扩容,然后再静脉投给袢利尿剂,常可获利尿效果。

但是,当尿量<400mL/d 时应禁用此类药,因为此时药物易滞留并堵塞肾小管,导致"渗透性肾病",诱发急性肾衰竭。注意不应滥输血浆或白蛋白制剂扩容利

尿,以免加重肾脏负担,损伤肾脏。利尿效果好时,注意勿利尿过快、过猛,以免出现电解质紊乱及血液浓缩形成血栓。利尿以每天减少体重 0.5～1.0kg 为宜。

(2)减少尿蛋白:服用血管紧张素转换酶抑制剂(ACEI)或血管紧张素Ⅱ受体阻断剂(ARB)可对症性减少尿蛋白,服药期间,尤其头两个月应密切监测血清肌酐,若血清肌酐值增高超过基础值 50%,则提示肾缺血(肾病综合征有效血容量不足,或过度利尿),应暂时停药,待纠正肾缺血,血清肌酐恢复至基础值再用。为有效减少尿蛋白,ACEI 或(和)ARB 剂量常需高于降血压治疗剂量。

3.主要治疗

(1)糖皮质激素:具有抑制免疫反应及炎症反应的作用。用药原则为"足量、缓撤、长期维持"。常用药物为泼尼松或泼尼松龙,起始剂量为 1mg(kg·d)(一般最高剂量不超过 60mg/d),口服 8～12 周,有效后每 2～3 周减少原用药量的 10%,减至 20mg/d 左右时病情易于复发,应更加缓慢减量。减至 10mg/d 时可改为隔日顿服,继续服药半年至 1 年或更久。

长期大剂量应用激素需注意药物不良反应:感染,水钠潴留,消化道出血,类固醇糖尿病,骨质疏松,股骨头无菌性坏死等。

(2)细胞毒药物:包括环磷酰胺、盐酸氮芥、苯丁酸氮芥及硫唑嘌呤等,它们常与激素配伍应用,不作为首选或单独使用。目前临床最常用环磷酰胺,每日 100mg 口服或 200mg 隔日静脉注射,累积量达 6～8g 停药。主要不良反应为骨髓抑制、中毒性肝损害、胃肠反应、性腺抑制、脱发及出血性膀胱炎。盐酸氮芥因不良反应大,目前临床应用较少,仅在其他细胞毒药物无效时与激素联合使用,累积量达 80～110mg 停药。苯丁酸氮芥毒性较盐酸氮芥小,但疗效也较差,常用量为每日 0.15～0.2mg/kg,累积量达 10～15mg/kg 停药。

(3)环孢素 A:为二线药物,用于治疗激素及细胞毒药物无效的难治性肾病综合征。该药选择性作用于 T 淋巴细胞抑制免疫。起始用量常为每日 4～5mg/kg,分 2 次口服,2～3 个月后缓慢减量,共服药半年至 1 年。服药期间应定期监测血药浓度,并维持谷值在 100～200ng/mL。主要不良反应为肝、肾毒性,高尿酸血症,高血压,齿龈增生以及多毛症等。

(4)吗替麦考酚酯:选择性作用于 T、B 淋巴细胞抑制免疫。常与激素合用,剂量 1～2g/d,分 2 次空腹口服。优点为不良反应小,主要是胃肠道反应和感染,而骨髓抑制及肝功能损害轻。

(5)雷公藤多苷:具有免疫抑制作用,常与激素合用,30～60mg/d,分 3 次服。主要不良反应为性腺抑制、肝功能损害及外周血白细胞减少。

4.并发症防治

（1）感染：在激素及免疫抑制剂治疗时不应使用抗生素预防感染，以免诱发二重感染。一旦发现感染，应及时选用敏感、强效、无肾毒性的药物进行治疗，并加强支持治疗。

（2）血栓及栓塞：如血浆白蛋白低于 20g/L，提示机体有高凝状态，可予以抗凝治疗。常给肝素钙 50mg，每 12h 皮下注射一次，维持凝血时间于正常的一倍。同时应给予抗血小板治疗，双嘧达莫 300mg/d，或阿司匹林 30～100mg/d。如已发生血栓栓塞，应尽早给予尿激酶或链激酶溶栓，同时配合抗凝治疗。

（3）蛋白质代谢紊乱：肾病综合征在得到缓解前常难以完全纠正蛋白质代谢紊乱。除注意饮食中的蛋白入量及结构外，可服用黄芪和当归促进蛋白质的合成，并服用 ACEI 或 ARB 减少尿蛋白排泄。

（4）高脂血症：除上述饮食治疗外，对具有明显高脂血症的难治性肾病综合征病例应服用降脂药治疗。

（5）急性肾衰竭：肾前性氮质血症常在扩容利尿后迅速好转，而特发性急性肾衰竭常需大剂量甲基泼尼松龙冲击治疗原发病，并用透析治疗维持生命及超滤脱水减轻肾间质水肿，病情才能恢复。

第五章　神经系统疾病

第一节　脑栓塞

一、概念

脑栓塞是指脑动脉被异常的栓子阻塞,使脑组织发生缺血性坏死,出现相应的神经功能障碍。栓子以血栓栓子为最多,此外还有脂肪栓、空气栓、癌栓、医源性物体等。

二、病因和发病机制

栓子来源可为 3 种:

1.心源性

其约占所有脑栓塞的 70%。最常见的是慢性房颤,左心房内的附壁血栓脱落,其次风湿性心瓣膜病在瓣膜产生的栓子脱落,造成此类栓子的心脏病还有心肌梗死、心力衰竭、亚急性细菌性心内膜炎、非细菌性血栓性心内膜炎、心脏黏液瘤、心脏手术后、二尖瓣脱垂及心内膜纤维性变性、粥样硬化斑块脱落等。心脏的左右侧之间出现异常的交通时(特别是卵圆孔未闭时)可出现反常栓塞,静脉系统的栓子可通过肺循环到达脑血管。

2.非心源性

是指心脏以外来源的栓子。主动脉、颈动脉粥样硬化斑块脱落,是除心源性栓子之外的常见栓子来源。此外有骨折引起的脂肪栓子,气胸、介入或注射导致的空气栓子,肺静脉内的栓子,恶性肿瘤侵破血管引起的癌栓子,寄生虫虫卵进入血管形成的栓子,血管内介入发生脱落的医源性栓子等。

3.不明原因性

少数患者在各种临床检查或尸检时仍未发现栓子来源。

三、病理

脑栓塞主要发生在颈动脉系统,少数发生在椎-基底动脉系统。大脑中动脉特别是其上部分支最易受累。脑栓塞发生时首先出现该动脉供血区脑组织梗死,当栓子出现萎缩并被血流冲击随血流移向远端,使得原先栓塞处血管壁破坏而导致血液外渗,发生出血性梗死,导致脑损伤面积加大,水肿加重。由于栓塞性梗死发生得很快,来不及建立侧支循环,较大面积的梗死灶,尤其并发出血时,可出现高颅压,严重者发生脑疝危及生命。一些非血栓性栓子在发生栓塞后,还出现相应的生物学病理变化。如细菌栓子除了造成脑梗死外,还引起局灶性脑炎或脑脓肿。除了出现脑栓塞外,身体其他部位,如肺、肾、脾、肢体、肠系膜、皮肤、眼底等也出现栓塞改变。

四、临床表现

在所有的脑卒中中,脑栓塞起病最快。多数在动态下突然发病,在数秒或数十秒内症状达高峰,任何年龄均可发病,平均发病年龄较轻。少部分患者在几天内呈阶梯式进展恶化,可因为反复栓塞或出血性梗死所致。脑栓塞的表现取决于被栓塞的动脉,也可因多条脑动脉栓塞而表现复杂。多数的脑栓塞发生在颈内动脉系统,表现为头痛、抽搐、失语、面舌瘫、肢体瘫痪、感觉障碍等。少数发生在椎-基底动脉系统,可表现为意识障碍、复视、口舌麻木、面瘫、眩晕、共济失调、交叉性瘫痪等。较大动脉栓塞致大块梗死或多发栓塞者,在发病后 3～5d 病情加重,甚至因高颅压引起脑疝致死。

五、辅助检查

基本同脑血栓形成,需特别行相关病因检查。

六、诊断

突然发病并迅速达高峰,有明确的神经系统定位症状和体征,如有栓子来源者可考虑本病的诊断。脑 CT 和 MRI 能明确脑栓塞的数量、部位、大小及是否伴有出血。

七、鉴别诊断

脑栓塞主要与脑出血、脑血栓形成相鉴别,依靠病史、症状和体征、CT、MRI 进行鉴别。

八、治疗

治疗原则与脑血栓形成相同。但有以下几点应注意:

(1)栓塞型脑卒中如果再发,其神经学预后常变得很差,因此应积极加以预防。

(2)脑栓塞的栓子来源,主要为心脏疾病所形成的心脏内血块,使用抗凝药物来预防再发已被广泛接受。但是,因为脑栓塞本来就较容易发生出血性脑梗死,抗凝血药物的使用必须很小心。

患者发生出血性脑梗死概率的高低,可由以下几点来判断:

1)脑梗死的大小。此应由临床表现及头部 CT 二者来判断,不可单靠 CT 的发现。脑梗死越大,出血性梗死的概率就越高,这是一个很重要的决定性因素。

2)有无高血压。血压的高低也是影响出血性梗死概率的重要因素。血压越高,出血性梗死的概率就越高。脑栓塞的发病与血压高低并无相关,不需特意维持偏高的血压。

3)年龄及一般身体状况。年龄太大或身体状况不佳者较容易发生出血性梗死。

4)有无任何出血性倾向,如自发性皮肤淤血、血小板偏低、肝肾功能不好、嗜酒史或过去曾有出血性疾病等。参酌以上因素,如果出血性梗死的概率很低,就可以给传统性肝素或华法林,如仍担心,可暂给阿司匹林来代替,但此种用法仍有争议,比较常用在同时有动脉硬化狭窄的患者。如预估出血性梗死概率很高,应暂时不给任何抗凝血或抗血小板药物,等 2 周后追踪头部 CT 检查再决定。对大面积梗死的患者,特别是伴有高血压者,有抗凝治疗相关出血致死的危险,这些患者的急性期治疗应避免使用抗凝剂。

5)由亚急性细菌性心内膜炎引起的栓塞患者,应加强抗生素治疗,依细菌培养及药敏结果使用抗生素最佳,因有颅内出血的危险,一般不对这些患者进行抗凝治疗。

(3)由心源性栓塞所致者,常伴有心功能不全,在应用脱水剂时应酌情减量。此外,水分不足、血液浓缩可能是心脏内血块形成的促进因素之一。因此在治疗心脏本身的问题时应避免使用过多、作用太强的利尿剂。

(4)心源性脑栓塞,长期应用抗凝剂华法林可预防心房颤动、心肌梗死和人工瓣膜的患者发生栓塞。可定期进行心脏超声检查,监测瓣膜、心房或心室壁的血栓块情况,以调整抗凝药剂量。

(5)特殊栓子所致的脑栓塞,有相应的治疗。如空气栓塞者,可应用高压氧治疗。脂肪栓塞者,加用5％碳酸氢钠250mL,静脉滴注,每日2次;也可用小剂量肝素10～50mg,每6h1次;10％乙醇溶液500mL,静脉滴注,以达到溶解脂肪作用。

第二节　脑出血

一、概念

脑出血有外伤性和非外伤性两种,后者指颅内或全身疾病引起的脑实质内出血。本节所述的为非外伤性脑出血,其占全部脑血管病的20％～30％,且死亡率高,是危害中老年人的常见疾病。

二、病因和发病机制

多数是由高血压导致动脉硬化引起,因此也称为高血压性脑出血,少数由其他原因所致,如先天性脑血管异常、血液病、结缔组织病、脑淀粉样血管病、脑动脉炎、脑梗死、脑恶性肿瘤,抗凝、溶栓治疗后等。

患者的凝血功能如正常,在脑出血发生后,短时间内破裂的动脉很快发生血液自凝而使出血终止,血肿不再扩大。较少数者为多发性脑出血,其主要见于血液病、抗凝或溶栓治疗后、炎症性脑血管病等。出血的部位、速度与量决定临床表现。

小量出血者,可不产生任何症状和体征,渐被吸收后由增生的胶质细胞所填充,形成胶质瘢痕。血量大时,可向周围脑组织扩散,或破入脑室及脑表面,脑出血破入脑室,尤其是四脑室时,可产生脑室铸型,导致急性阻塞性脑积水,颅内压急剧升高。较大血肿腔的周围为坏死水肿带,水肿在 3～5d 达最高峰,严重者形成脑疝,导致死亡。在脑出血 3～4 周后,大的血肿液化并被吸收,周围水肿逐渐消失。原发脑干出血或脑疝形成是致死的主要原因。

三、临床表现

高血压性脑出血好发于中老年人,大多在动态下发病,如紧张、激动、疲劳、过度用力等。气候变化剧烈时,发病增多。一般无先兆,发病突然,症状和体征多在数分钟至数小时内达到高峰,在 3～7d 时加重。临床表现取决于出血的量和部位,小量脑出血临床表现较轻,甚至可没有明显表现而由脑 CT 扫描发现确诊。大量出血者多表现为血压增高、头痛、恶心、呕吐、意识不清、大小便失禁、言语障碍、偏瘫。下述不同部位出血的临床表现特点。

1.基底节区出血

为高血压性脑出血最好发部位,约占全部脑出血的 70%(壳核约为 60%,丘脑约为 10%)。由于出血常累及内囊,而出现一些共同的表现,故又称内囊区出血。

(1)壳核出血:系豆纹动脉破裂所致,表现为突发的病灶对侧偏瘫、偏身感觉障碍和同向性偏盲,双眼球偏离病侧肢体,主侧病变还可伴有失语等。出血量大可有意识障碍。

(2)丘脑出血:临床表现取决于出血量的多少,一般为突发的病灶对侧偏瘫、偏身感觉障碍甚至偏盲,丘脑出血可以扩展到下丘脑和上部中脑,引起一系列眼球运动障碍和瞳孔异常,通常感觉障碍严重,特别是深感觉障碍更为突出。该部位出血还有以下特殊表现:①丘脑性感觉异常,对侧感觉过敏或自发性疼痛;②丘脑性失语,言语缓慢而不清、重复言语、发音困难、复述差,但朗读和认读正常;③丘脑性痴呆,记忆力下降、计算力障碍、情感障碍、人格障碍等。若出血量少者,仅表现为对侧肢体感觉障碍,或甚至无明显的表现。

2.脑叶出血

系大脑皮质支血管破裂所致,也称皮质下出血。约占脑出血的 10%。脑叶出血的原因除高血压外,其他原因还有脑血管淀粉样变性、脑出管畸形、脑肿瘤、血液病、抗凝或溶栓治疗后等。出血以枕叶、颞叶最多见,其次为顶叶、额叶。多数为单发,少数为多发。多数的脑叶出血有头痛、呕吐,癫痫发作也较常见,其他的表现取决于出血的部位,如额叶出血表现为精神障碍、运动性失语、失用、对侧肢体瘫痪等;顶叶出血者表现为体象障碍,对侧肢体轻偏瘫和明显的感觉障碍,颞叶出血者表现为感觉性失语,部分性偏盲和精神症状。枕叶出血只表现为对侧偏盲并有黄斑回避现象。一般来讲,脑叶出血病情较轻,但出血量较大者,病情重并可导致死亡。

3.脑桥出血

原发性脑干出血占脑出血的 10%。在脑干出血中,绝大多数为脑桥出血,少部分为中脑出血,而延髓出血极为少见。脑桥出血量大于 5mL 的患者,通常很快进入昏迷,双侧针尖样瞳孔、四肢瘫,可伴有胃出血、高热、呼吸困难、去大脑强直等,多在发病 24～48h 内死亡。小量脑桥出血可无意识障碍,表现为突然头痛、呕吐、复视、眼震、凝视麻痹、交叉性感觉障碍、交叉性瘫痪、偏瘫等,其预后良好,有的仅遗留轻偏瘫或共济失调。

4.小脑出血

占脑出血的 10%。由于出血量及部位不同,其临床表现分为 3 种类型。

(1)暴发型。约占小脑出血的 20%。为一侧小脑半球或蚓部较大量出血,一般出血量在 15mL 以上,血肿迅速压向脑干腹侧,引起高颅压,导致枕骨大孔疝而死亡。患者表现为突然头痛、眩晕、呕吐,迅速出现昏迷,常在发病后 1～2d 内死亡。

(2)一般型。约占小脑出血的 70%。出血量为 5～15mL,病情发展相对缓慢,不少患者可存活。头痛、眩晕、反复呕吐是突出特征。可有明显的小脑及脑干受损表现,如瞳孔缩小、眼震、眼球活动障碍、角膜反射消失、外展神经麻痹、周围性面瘫、交叉性肢体瘫痪和感觉障碍、同侧肢体共济失调、构音障碍等。病情加重者可出现昏迷及脑疝而致死。

(3)良性型。约占小脑出血的 10%。出血量在 5mL 以内,患者均能存活,多仅表现为眩晕、眼震、复视、周围性面瘫。

5.脑室出血

占脑出血的 3%～5%。由脑室内脉络丛动脉或室管膜下动脉破裂出血,血液直接流入脑室所致,称为原发性脑室出血,其临床表现取决于出血的量。大量出血者的表现为突然剧烈的全头疼痛、呕吐和脑膜刺激征,很快进入昏迷、去大脑强直、瞳孔缩小及高热,迅速死亡。小量出血者仅出现一般性头痛、头晕、恶心、呕吐、脑膜刺激征,可完全恢复。继发性脑室出血为脑出血合并症,即脑实质出血破入脑室。

四、辅助检查

1.CT 扫描

可及时、准确地显示出直径 1.0cm 及更大的出血，包括出血的部位、量、占位效应，脑积水，是否破入脑室和周围脑组织受损情况。出血灶为均匀一致的高密度影，高密度出血灶周围为水肿的低密度影，边界不清楚。当血肿液化成为囊腔时，出血灶由高密度影变为低密度影。

2.MRI 与 MRA

MRI 主要用于发现 CT 扫描发现不了的小量出血及 4～5 周后 CT 不能显示的脑出血。脑出血的 MRI 表现复杂，不同的时间，其信号不同，分为 4 期。

(1)超急性期($<24h$)。血肿及其周围水肿区均为长 T_1、长 T_2 信号。

(2)急性期($24～48h$)。血肿为等 T_1、短 T_2 信号，血肿周围为长 T_1、长 T_2 信号。

(3)亚急性期(3d 至 2 周)。血肿为短 T_1、长 T_2 信号，其周围为长 T_1、长 T_2 信号。

(4)慢性期(>3 周)。血肿为短 T_1、长 T_2 信号，周围均为低信号。MRI 可清楚地观察到血肿及其与周围脑组织的关系，有时可以发现其他病因，如血管畸形、动脉瘤、肿瘤等。MRA 检查可显示脑血管畸形或动脉瘤。

3.DSA 怀疑

有血管异常时，应行 DSA 检查。其可发现脑血管畸形、脑底异常血管网病和动脉瘤。

4.腰椎穿刺检查

CT 扫描确诊后，一般不做腰穿检查，但如患者不能做 CT 扫描或怀疑颅内炎性疾病所致的脑出血，应做该项检查。

五、诊断

在动态下突然出现明显头痛、呕吐、意识障碍、失语、瘫痪、血压高的中老年人应考虑脑出血可能。脑 CT 检查可以确诊，并能与其他疾病鉴别。对于 45 岁以下无高血压病史者，应进行进一步检查，寻找脑出血的其他原因。

六、鉴别诊断

需要与脑出血鉴别的疾病如下。

1.脑梗死

小量脑出血的临床表现与脑梗死非常相似,或大面积脑梗死引起的严重表现也酷似脑出血,行 CT 扫描可以鉴别。

2.蛛网膜下腔出血

可表现为突然剧烈头痛、呕吐、意识障碍、脑膜刺激征及血性脑脊液,一般没有局限性神经功能障碍。但如合并动脉痉挛导致局限性神经功能障碍者,则不易与脑出血鉴别,可借助 CT 扫描鉴别之。

3.高血压脑病

表现为血压突然急剧升高并伴有明显的头痛、呕吐、眩晕、视盘水肿,甚至有意识障碍等,但没有明确的局限性神经功能障碍。降血压治疗效果和 CT 扫描结果可明确鉴别。

4.瘤卒中

即脑肿瘤发生的出血,CT 或 MRI 增强扫描可明确鉴别。

5.中毒与代谢性疾病

突发的大量脑出血在发病后迅速进入深昏迷状态,而没有明显的局限性神经功能障碍的表现,此时应注意与药物、一氧化氮、有机磷、酒精等中毒,低血糖昏迷,中暑,肝昏迷,尿毒症等鉴别。其主要是通过询问病史及进行相关血生化检查及头颅 CT 检查加以区别。

七、治疗

治疗原则为积极降低颅内压,防治并发症,早期功能锻炼。

1.积极降低颅内压

是挽救生命的关键。

(1)甘露醇:是降低颅内压最有效的药物,一般而言,甘露醇的好处是效果较快,不会引起低血糖,坏处则为对老年人的肾功能影响较大,对电解质平衡的影响较为常见以及停用太快可能会有脑水肿反弹。用法:20%甘露醇,每次 125～250mL,静脉快速滴注,30min 内滴完,需要使用多少剂量、使用几天,应以脑部 CT 上血块的大小及出血的部位来决定。最简单的方法为:血肿最大直径约 2cm、3cm 或 4cm 者,以每天注射 2、3 次或 4 次开始,可连续用 5～15d。血肿最大直径若大于 4cm,则要增至每天 6 次,较重要部位的出血,如脑干、小脑等,也应增加剂量。使用之后须小心追踪患者的临床表现,依病情的变化调整剂量,且需同时注意水、电解质平衡和心肾功能。

(2)速尿:如心肾功能不好或甘露醇应用后仍不足以降低颅内压者,则应用或加用速尿。用法:每次速尿 40～100mg,肌内注射或静脉滴注,每 4～8h 1 次。

(3)甘油盐水:作用较上述两种药物弱,如脑水肿不严重或需长期应用者,可用甘油盐水。老年人宜使用,但须注意血糖上升的问题。本来血糖就很高的患者或脑压很高、情况紧急时,则宜使用甘露醇。用法:10%甘油,每次 250～500mL,静脉滴注,每日 1～2 次。

(4)白蛋白:是较强的脱水剂。用法:白蛋白 10g,静脉滴注,每日 1～2 次。

(5)采用控制过度通气使 $PaCO_2$ 保持在 25～30mmHg。

(6)手术治疗:如上述治疗仍无法控制,且可能出现脑疝时,应及时进行手术治疗,以挽救生命。手术治疗方法可采用颅骨钻孔吸血块术、颅骨钻孔脑室穿刺引流术或开颅清除血肿并颞下减压术。外科治疗在脑出血的适用情况主要有 4 点:①血肿很大,估计颅内压会很高时。②血块靠近脑干时(如小脑出血等)。③持续出血或再出血时。④血液破入脑室引起急性脑积水时。

2.血压管理

脑出血后血压升高是对颅内压增高情况下为保持脑血流量的血管自动调节反应,当颅内压下降时血压也会随之下降,但血压过高,也可加重脑水肿和再出血的危险。急性期时,血压可先控制在 160/95mmHg 左右,等颅内压改善后,再把血压逐步降至正常范围内。原则上,任何时刻都应不要让血压高于 180/105mmHg,除非患者有严重的脑高压病症。最近 3～5 年来,有一种新观念认为,血压较高可改善脑血流及促进受伤神经的恢复,收缩期血压 200～220mmHg 也可能没关系。这种通常用于年轻人脑外伤的新治疗观念不能也不应该完全拿来应用于年纪较大、高血压性脑出血的患者,因为很可能造成再出血。当血压在 180～220/105～119mmHg 时,可口服 β 受体阻滞剂或血管紧张素转化酶抑制剂;当血压超过 230/120mmHg 时,可用硝普钠静脉滴注。

3.止血药

不主张应用止血药,但因凝血机制障碍引起的脑出血或伴有应激性溃疡引起大量胃出血时,可用止血药。

4.应激性溃疡治疗

一般应用 H_2 受体阻滞药物,如西咪替丁 $200\sim400mg/d$,静脉滴注;如效果不好,可用质子泵抑制剂,即洛赛克 40mg,静脉注射,每日 1 次。

5.抗感染

病情轻者一般不用抗生素。但如意识障碍和球麻痹者,或体温超过 38℃ 者,应使用抗生素防治感染。

6.保持呼吸道通畅

给予吸氧,同时应注意翻身、叩背、雾化吸入,以协助排痰;咳痰困难者应给予人工吸痰;严重者应尽早插管,甚至气管切开;以防止因痰阻塞造成的窒息和防止吸入性肺部感染。

7.保持水、电解质及酸碱平衡

脑出血患者处于高代谢状态,且大量应用脱水剂及进食不够,应及时补充和纠正水、电解质和酸碱失衡。

8.神经细胞营养剂

病情稳定后,可给予神经细胞营养剂。

9.一般情况处理

脑出血急性期应保持安静,绝对卧床,保持大便通畅。不能进食者,应留置胃管,给予鼻饲;对于病情较重不能自我运动者,应每 2h 翻身及活动四肢关节,注意防治下肢静脉血栓和压疮。平卧有助于脑灌注。如无基底动脉、颈内动脉等大动脉主干闭塞所引起的血流动力学性梗死,患者的头部可抬高约 30°。头部稍微抬高可促进脑静脉血液回流至心脏而降低颅压,头部太高则可能增加脑移位的危险,须小心。

10.早期康复治疗

脑出血病情稳定者,应尽早开展康复治疗,以利于神经功能的恢复。康复治疗先在床上进行,可加用针灸治疗。但须视病情而行,避免过度活动加重病情或促使再出血。

11.预防性治疗

尽管脑出血的复发率远低于脑梗死,但在本次脑出血治疗后,应长期进行预防性治疗,其包括稳定血压,避免过度疲劳、情绪激动、过度饮食等。非高血压性脑出血,应积极寻找原因并给予治疗。

八、预后

脑出血死亡率约为 40％,存活者中 70％遗留不同程度的神经功能障碍。

第三节　蛛网膜下腔出血

一、概念

血液破入蛛网膜下腔称为蛛网膜下腔出血(SAH),其分为外伤性和非外伤性。非外伤性 SAH 又分继发性和原发性。继发性 SAH 是由脑实质、脑室、硬膜外或硬膜下的血管破裂,血液穿破脑组织,流入蛛网膜下腔所致。原发性蛛网膜下腔出血则是由于脑、脊髓表面的血管破裂,血液直接进入蛛网膜下腔。

二、病因和病理

1.病因

在 SAH 的各种原因中,先天性囊状动脉瘤占 50％以上;动静脉畸形(AVM)占 15％;脑底异常血管网病占 10％;其他原因如高血压梭形动脉瘤、血液病、肿瘤、炎性血管病、感染性疾病、抗凝治疗后并发症、颅内静脉系统血栓、脑梗死等占15％;原因不明者占 10％。

先天性囊状动脉瘤 90％以上位于脑底 Willis 环的前部,特别是在颈内动脉与后交通动脉连接处(约 40％)、前交通动脉(约 30％)、大脑中动脉在外侧裂处的第一个分支处(约 20％)。其他的部位包括基底动脉尖端或椎动脉与小脑后下动脉的连接处、海绵窦内的颈内动脉、眼动脉起始处、后交通动脉与大脑后动脉连接处、基底动脉的分叉处和三支小脑动脉的起始处。海绵窦内的动脉瘤破裂可引起动静脉瘘。近 20％的患者有 2 个或 2 个以上的动脉瘤,多数位于对侧的相同血管,称为"镜像"动脉瘤。典型动脉瘤的管壁仅由内膜和外膜组成,可像纸一样薄。先天性囊状动脉瘤的患病率随年龄增大而增高,特别是在有动脉粥样硬化、动脉瘤家族史及患有常染色体显性遗传的多囊肾者中更为明显。动脉瘤出血的主要危险因素包括:既往有动脉瘤破裂者,动脉瘤体积较大者和吸烟者。动脉瘤破裂的危险因素还包括高血压、饮酒、女性、后循环动脉瘤、多发性动脉瘤和服用可卡因。少数的动脉瘤是由于高血压动脉硬化，经过血流冲击逐渐扩张形成梭形的动脉瘤。动静脉畸形是胚胎期发育障碍形成的畸形血管团，多位于大脑中动脉和大脑前动脉供血区的脑表面。炎性病变、颅内动脉夹层、脑组织梗死和肿瘤也可直接破坏脑动脉壁，导致管壁破裂。凝血功能低下时，脑动脉也易破裂。

2.病理

SAH 后，可引起一系列颅内、外的病理过程。

（1）颅内容量增加：血液流入蛛网膜下腔，使颅内体积增加，引起颅内压增高，严重者出现脑疝。

（2）化学性炎性反应：血细胞崩解后释放的各种炎性或活性物质，导致化学性炎症，进一步加重高颅压，同时也诱发血管痉挛导致脑缺血或梗死。

（3）下丘脑紊乱：由于急性高颅压或血液及其产物直接对下丘脑或脑干的刺激，引起神经内分泌紊乱，出现血糖升高、血钠降低、发热、急性心肌缺血和心律失常等。

（4）脑积水：如血液在颅底或脑室发生凝固，造成脑脊液回流受阻，可导致急性阻塞性脑积水，颅内压增高，甚至脑疝形成。血红蛋白和含铁血红素沉积于蛛网膜颗粒，导致脑脊液回流缓慢受阻而可逐渐出现交通性脑积水。

三、临床表现

（1）囊状动脉瘤未破裂前通常无症状，但动脉瘤较大可引起头痛或局灶体征，部分性眼球运动麻痹伴瞳孔扩大常为后交通动脉与颈内动脉连接处动脉瘤，在海绵窦也可压迫第Ⅲ、第Ⅳ、第Ⅵ脑神经或第Ⅴ脑神经的眼支。

（2）SAH 的典型表现为突然出现的剧烈头痛、呕吐、意识障碍、脑膜刺激征及血性脑脊液或脑 CT 扫描显示蛛网膜下腔高密度影。但是，由于发病年龄、病变部位、破裂血管的大小、发病次数等情况不同，临床表现差别较大，轻者可无明显症状和体征，重者突然昏迷并在短期内死亡，20％可有癫痫发作。老年、出血量少、疼痛耐受性强或重症昏迷者可以没有明显的脑膜刺激征。有时背后较低位置的疼痛比头痛更为突出。大约 25％的患者可出现视网膜前或玻璃体出血，这是有临床价值的特征性体征。发病年龄以中青年为最多，但是儿童和老年也可发病。大部分在发病前有明显的诱因，如在剧烈运动、过度疲劳、用力排便或咳嗽、饮酒、情绪激动等动态下发病，也有少数患者在安静下发病，包括睡眠中。1/3 以上患者，在病前数日有头痛、颈部强直、恶心、呕吐、晕厥或视力障碍,常是由于动脉瘤的少量渗血所致。蛛网膜下腔出血在发病初期的误诊可达 25%,可导致治疗的延误、病死率的升高。

(3)SAH 患者到达医院时神经系统的状况是决定预后的最重要因素。只有少数患者有局灶性神经系统体征,可为局部血肿、继发性脑梗塞所致。

(4)并发症:主要有以下几种。

1)脑积水:急性脑积水发生于 15%～20% 的 SAH 患者。轻症者可出现昏睡、精神运动迟缓,也可出现眼球向上凝视受限、第Ⅵ对脑神经麻痹及下肢腱反射亢进。重者可导致颅内压增高、脑疝形成。病情稳定后数周或数年,可出现交通性脑积水,表现为进行性精神智力障碍、下肢活动障碍及大小便障碍三联征。

2)血管痉挛:其发生率为 30%～60%,可导致脑缺血,甚至脑梗死,表现为意识水平改变、言语障碍、瘫痪等。严重者可导致死亡或遗留严重的神经功能障碍。血管痉挛一般出现于发病后 2～4d,5～7d 达高峰,2～4 周后逐渐缓解。

3)水和电解质紊乱:SAH 后 5%～30% 的患者可出现低钠血症和血管内血容量减少,可加重脑水肿,主要由抗利尿激素分泌不当所致。

4)神经源性心肺功能紊乱:严重的 SAH 伴有儿茶酚胺水平和交感张力的波动,继而引起神经源性心功能不全、神经源性肺水肿或两者同时发生。

5)再出血:动脉瘤首次破裂后 24h 内再出血发生率最高,为 4%,可持续 4 周,6 个月后再出血的危险率每年为 2%～4%。再出血患者的预后很差,约 50% 即刻死亡,30% 死于并发症。

四、辅助检查

1.CT

是诊断 SAH 最首要的检查方法。CT 最常见的表现是蛛网膜下腔高密度影,多位于鞍上池、环池、四叠体池,大脑外侧裂、前纵裂、后纵裂。也可扩大至脑实质、脑室内和大脑凸面上。血液积聚的位置是提供破裂动脉瘤的重要线索。CT 还可显示大的动脉瘤、继发性脑梗死及动静脉畸形或其他病灶。CT 在 24h 内诊断敏感性可达 90%～95%,3d 时为 80%,1 周时为 50%,CT 正常但临床疑有 SAH,须行腰穿检查。如 CT 明确诊断 SAH,则没有必要行腰穿。

2.腰椎穿刺

腰穿检查提示颅内压增高;脑脊液外观呈均匀一致的血性;红细胞总数为数

千、数万,甚至上百万,白细胞与红细胞比例接近周围血,为 1∶700,并可见皱缩的红细胞及离心后的上清液呈黄变,可排除穿刺损伤性出血。发病 12h 后,脑脊液开始出现黄变,蛋白质随细胞总数有不同程度的升高,糖和氯化物正常,细胞数因破坏而明显下降。1 周后,观察不到细胞,脑脊液呈黄变状态。3～4 周后,脑脊液基本恢复至正常状态。

3.DSA

一旦确诊为 SAH,在病情允许下,应尽早进行 DSA 检查,以发现动脉瘤或血管畸形,阳性率可达 85%,DSA 阴性者可在适当时机再重复检查,发现动脉瘤的机会可达 5%。

4.MRI 和 MRA

主要用于恢复后不能进行 DSA 或脑动脉瘤和脑血管畸形的筛选性检查,但阳性率及可靠性不如 DSA。

五、诊断

不论任何年龄,突然出现剧烈头痛、呕吐和脑膜刺激征者,应考虑为 SAH。如行脑 CT 或腰穿发现脑脊液或蛛网膜下腔有血者,即可确诊。但在临床表现不典型时,容易漏诊或误诊。确定为 SAH 之后,再进一步寻找原因。

六、鉴别诊断

1.脑出血

当 SAH 出现局限性神经体征时,应与脑出血鉴别,CT 扫描可鉴别。

2.颅内感染

各种类型的脑膜炎和脑膜脑炎患者可有明显的头痛、呕吐及脑膜刺激征,尤其有些还可出现血性脑脊液。但颅内感染的起病不如 SAH 快,伴有发热、全身感染的征象,周围血白细胞增多,脑脊液呈明显的炎性改变,脑 CT 没有 SAH 改变。

3.血管性头痛

在未行腰穿或 CT 检查之前,有时因剧烈头痛和呕吐来诊的偏头痛或丛集性头痛患者与 SAH 患者的表现相似,应注意鉴别。血管性头痛可有反复剧烈头痛史,但无脑膜刺激征,腰穿和脑 CT 扫描检查没有异常发现。

七、治疗

积极控制出血和降低颅内压,防治动脉痉挛和再出血及其他并发症。尽早进行脑血管造影检查,如发现动脉瘤或血管畸形,则应积极治疗。

1.一般处理

绝对卧床 2～4 周。避免各种形式的用力,保持大便通畅。烦躁不安者适当应用镇静药。稳定血压,由于 SAH 很容易再出血,且患者本来没有高血压,因此急性期时血压可以降得比高血压脑出血患者低。一般而言,收缩期血压可降至 120mmHg 左右,但必须以患者的意识状态来判断是否降得太低。控制癫性发作,静脉补液使用等渗晶体液。

2.降低颅内压的治疗

药物治疗:SAH 与 ICH 有一个很大的不同之处。SAH 血管破裂出血处并没有脑组织包围压着,因此比较容易再出血,稍高的颅内压因而可能减少 SAH 的再出血概率。如果用高渗透压性药剂把颅内压力降低太多,有可能较容易再出血。因此,对 SAH 患者,不应例行使用甘露醇或甘油盐水。如出血量大,颅内压高明显,需应用甘露醇、速尿、白蛋白等药物进行脱水,具体治疗参考脑出血。如药物脱水治疗效果不佳并有脑疝发生的可能,应行颞下减压和引流术,以挽救患者的生命。

3.止血及防治再出血

有争议,一般认为,抗纤溶药物可使血管破裂处的血块较牢固,减少再出血的概率,能减少 50% 以上再出血,但由于它也会促使脑血栓形成,延缓血块的吸收,诱发血管痉挛和脑积水的概率(因抑制脑膜上炎性纤维的溶解、吸收),抵消其治疗作用。整体来讲,它的使用利弊及效益仍存有争议。对早期手术夹动脉瘤者,术后可不必应用止血剂;对延期手术者或不能手术者,应用止血剂,以防止再出血。应选用 1～2 种止血药。

(1)止血芳酸:每次 100～200mg,静脉滴注,每日 2～3 次。

(2)止血环酸:每次 250～500mg,静脉滴注,也可肌内注射,每日 1～2 次。

(3)6-氨基己酸:每次 6～10g,静脉滴注,每日 1～2 次。

(4)立止血:具有凝血酶及类凝血酶样作用。每次 2kU,静脉注射,次数视情况而定。

4.防治脑血管痉挛

应避免过度脱水或血压太低,增加血容量、适当的高血压和血液稀释疗法可防治脑血管痉挛,升高血压应在动脉瘤夹闭后,以免诱发再出血。主要应用选择性作用于脑血管平滑肌的钙通道阻滞剂,且静脉应用效果较好,如尼莫地平,每小时0.5～1mg,缓慢静脉滴注,2～3h内如血压未降低,可增至每小时1～2mg,24h维持,静脉用药7～14d,病情平稳改口服用药预防和治疗脑血管痉挛。但须注意不可使血压太低。

5.预防脑积水

脑积水如果发生,不论急性或迟缓型,均应考虑手术引流。

6.病因治疗

DSA 发现有动脉瘤或动静脉畸形,应及时行血管介入性治疗或手术治疗,以免再出血。其他的病因,则进行相应的治疗。

第六章　血液系统疾病

第一节　单纯红细胞再生障碍性贫血

单纯红细胞再生障碍性贫血简称纯红再障,是以骨髓单纯红细胞系统衰竭为特征的一组贫血。除见于婴幼儿的先天性单纯红细胞再生障碍性贫血外,获得性单纯红细胞再生障碍性贫血可继发于胸腺瘤、慢性溶血性贫血、感染、药物中毒、自身免疫病、肿瘤、肾衰竭、严重营养不良和妊娠等,原发性者是多种免疫机制异常引起的幼红细胞生成抑制。

一、诊断

(一)病史采集

1.现病史

询问有无贫血的主要临床表现,如头晕、无力、心悸、气急等,活动后上述症状是否加重,询问有无发热、出血现象。注意一般本病无发热及出血现象。

2.既往史

有无胸腺肿瘤和其他恶性肿瘤病史如慢淋白血病、慢粒白血病、淋巴瘤和乳腺癌及支气管肺癌的病史,有无自身免疫性疾病如系统性红斑狼疮和类风湿关节炎等,有无特殊服药史。

3.个人史

了解其职业史,如是否经常接触含苯化合物如汽油、油漆等,是否从事过皮鞋制造业等。

4.家族史

婴幼儿发病并伴发育迟缓、先天性畸形者要着重了解是否有家族史。

(二)体格检查

(1)可见面色苍白等贫血表现。

(2)无肝、脾、淋巴结肿大。

(三)辅助检查

1.实验室检查

(1)血常规检查：血红蛋白减低，网织红细胞<0.1%，绝对值减少，白细胞和血小板数均正常。

(2)骨髓检查：红细胞系列严重减低，粒系与巨核细胞系均正常。

(3)免疫学检查：可有 CD_4 比例降低，CD_8 比例增高，CD_4/CD_8 细胞比例减低，CD_{25}、HLA-DR 和 $Tγδ$ 也可增高，部分病例可有免疫球蛋白异常，也可见一些特异性抗体阳性，如抗核抗体(ANA)、抗人球蛋白(Coomb′s 试验)。

2.特殊检查

胸部影像学检查如 X 线胸片、胸部 CT 检查发现 50% 的病例有胸腺瘤，CT 扫描的检出率可达 100%。

(四)诊断要点

(1)临床以贫血表现为主，无出血及发热。

(2)血常规示血红蛋白及网织红细胞减少，而白细胞数、分类及血小板正常。

(3)骨髓检查示红细胞系各阶段明显减少甚至缺如，粒细胞系及巨核细胞系正常。

(4)有条件者做骨髓细胞体外培养，红细胞系集落形成单位(CFU-E)不生长。

符合上述(1)~(3)者即可诊断。

二、治疗

(一)一般治疗

积极查找原发病，并予以相应治疗。血红蛋白<60g/L 伴呼吸困难者，可输注红细胞悬液。

(二)药物治疗

1.糖皮质激素

为无胸腺瘤患者的首选治疗，所用剂量宜大，可予泼尼松(强的松)每次 30mg，2 次/天，口服。

2.免疫抑制剂

糖皮质激素治疗无效者应尽早选用，如环磷酰胺 100~200mg/d，分 2 次口服；

或用环胞菌素 A 每天 4～6mg/kg,分次口服。

3.免疫球蛋白

每次 0.4g/kg 加入 5％葡萄糖氯化钠注射液 500mL 中静脉滴注,1 次/天,连续 5d。

4.丹那唑

每次 200mg,1～2 次/天,口服。

(三)其他治疗

各种治疗无效时可予以脾切除,术后无效者再加用免疫抑制剂。有胸腺瘤应及早切除,术后疾病缓解率可达 30％。血浆置换术对体内抗体滴度高者的恢复有一定帮助。

三、病情观察

(一)观察内容

单纯红细胞再障由于病程长、病情轻,一般门诊治疗即可。门诊治疗时,应定期观察临床症状如头昏、乏力、面色苍白等是否有所缓解,网织红细胞是否有所升高。如单纯红细胞再障病情加重,应及时将患者收住入院治疗,重点观察患者症状体征与血常规的变化,观察对输血的依赖程度,以及是否存在继发感染。

(二)动态诊疗

依据患者的上述特点,可以诊断本病并予以相应的治疗,如用糖皮质激素等,治疗有效者 1～8 周后可有网织红细胞的增多;长期使用环胞菌素 A 治疗的患者,应定期检测环胞菌素 A 血药浓度,通过调整环胞菌素 A 用量以保持血药浓度在 200μg/mL 以上。

四、临床经验

(一)诊疗方面

(1)纯红再障的诊断依据主要是血常规和骨髓象红系明显减少,而上述的其他各项检查是为了帮助了解本病是否为继发性及体内是否存在免疫机制异常而设的。

(2)纯红细胞再障不是常见病,应注意的是,纯红再障在病程中有时会有变化。尽管当时诊断无误,但经过一段时间之后,少数病例可演变成骨髓增生异常综合征。

（3）纯红再障需注意与一般再障相鉴别，更重要的是要努力寻找可能存在的病因或原发病，区别原发与继发。

（二）治疗方面

（1）纯红再障的治疗一般疗程较长，应告知患者以配合治疗。

（2）贫血严重、症状明显者可输注浓缩红细胞悬液进行支持，但应严格掌握好输血指征。

（3）对激素治疗无效的难治性纯红再障患者，可联用促红细胞生成素，或换用其他免疫抑制剂治疗。

（三）医患沟通

如诊断明确，应告知患者或其亲属纯红再障的特点、发生原因、常规治疗药物与疗程及疗效，正确认识疾病，鼓励患者坚持长期治疗，不必恐慌，不要轻易放弃。同时，应嘱患者规则服药，定期复诊。要避免使用对骨髓造血功能有抑制的药物，不要接触含苯化合物及农药，避免接触放射线。

（四）病历记录

1.门急诊病历

详细记录患者就诊时间及主要症状，既往有无类似发作史，有无鼻出血、黑便及痔疮出血等慢性失血史，记录平素饮食和生活习惯，体检记录其阳性体征及必要的阴性体征，辅助检查记录其血常规和网织红细胞、骨髓检查等检查结果。

2.住院病历

记录患者门急诊的诊治经过。有无特殊服药史，有无输血史，体检记录其阳性体征及必要的阴性体征，记录重要检查的结果分析，如骨髓检查、腹部 B 超或 CT、免疫全套及狼疮全套等，病程记录应反映患者治疗后的病情变化、治疗效果。

第二节　骨髓增生异常综合征

骨髓增生异常综合征（MDS）是以贫血或伴有其他血细胞减少，而骨髓多呈增生活跃，伴有造血细胞质的异常为特征的一组综合征。本病发病机制及病因尚未完全阐明，由于骨髓造血干细胞损伤呈克隆性扩展，致骨髓出现无效造血，从而出现贫血和（或）感染、出血。病因不明的称为原发性；因化疗、放疗及其他毒物、化学物质引起的称为继发性。

一、诊断

(一)病史采集

1.现病史

询问患者有无头昏、乏力等贫血的症状,尤其是要了解贫血的程度、最早出现的时间和发生、发展过程。询问有无发热,有无出血的症状。如有,应询问出血的时间、部位和程度。

2.既往史

了解以往有无再障病史,有无阵发性睡眠性血红蛋白尿病史,是否有因患其他恶性肿瘤而接受过放、化疗。

3.个人史

是否从事过长期接触苯的职业史。如为女性,应询问其月经有无紊乱。

4.家族史

了解患者家族成员中是否有类似病史。

(二)体格检查

(1)RA、RAS、RAEB 及 RAEB-T 常有全血细胞减少、明显贫血、出血或感染的相应体征,可伴有肝脾肿大。

(2)CMML 则以贫血为主要体征,常有脾脏肿大,也可有牙龈肥厚、糜烂的征象。

(三)辅助检查

1.血常规检查

可见到不同程度的贫血和(或)白细胞、血小板减低,网织红细胞计数(绝对值)在正常范围,RAEB 及 RAEB-T 类型的患者白细胞分类计数中可见到幼稚细胞。

2.骨髓检查

绝大部分呈增生明显活跃,少数增生低下,粒红比例多呈倒置。红系、粒系可见巨幼样变,部分患者可见原始细胞增多达 5%～30%,巨核细胞有增生异常,小巨核细胞明显增多,部分患者可见环状铁粒幼细胞增多。

3.骨髓活检

多与骨髓检查所见相同。但可发现幼稚前体细胞异常定位(ALIP),即 3 个以上原始与早幼粒细胞聚集成簇,位于小梁间区或旁区,有的患者尚可见到纤维化改变。ALIP 不仅具有诊断意义,且提示向白血病转化的可能性较大。

4.淋巴细胞亚群检测

显示 CD_3^+、CD_4^+ T 细胞明显降低；尿酸增高；Hb-F 增多；由于铁利用障碍，患者血清铁蛋白明显增高。

5.染色体核型分析

有 $40\%\sim70\%$ 患者可见到染色体核型异常，如 -5、$5q-$、-7、$7q-$、$20q-$ 和 8 号三体等。

6.多重 PCR 基因检测

部分病例可见到 WT-1 等基因表达。

(四)诊断要点

(1)有贫血，常伴出血和(或)感染的症状。部分患者有肝脾肿大等浸润体征。

(2)实验室检查见有不同程度的贫血和(或)不同程度的全血细胞减少，骨髓增生活跃，有的尚有造血细胞质的异常，呈病态造血(包括病理活检所见的 ALIP)。常有染色体核型异常。

(3)除外再生障碍性贫血、巨幼细胞性贫血、阵发性睡眠性血红蛋白尿、溶血性贫血、急性白血病等。

(4)按照 FAB 分型：①难治性贫血(RA)，血中原始细胞 $\leqslant 1\%$，骨髓原始细胞 $<5\%$。②难治性贫血伴环状铁粒幼红细胞(RAS)，骨髓幼红细胞中环状铁粒幼红细胞 $\geqslant 15\%$。③难治性贫血伴原始细胞增多(RAEB)，外周血原始细胞 $<5\%$，骨髓原始细胞 $5\%\sim20\%$。④转变中的难治性贫血伴有原始细胞增多(RAEB-T)，血中原始细胞 $>5\%$；骨髓中原始细胞为 $20\%\sim30\%$；不成熟粒细胞中可见到 Auer 小体，有其中 1 项即可诊断。⑤慢性粒单白血病(CMML)，外周血单核细胞绝对值 $>1\times10^9/L$，骨髓原始细胞在 $5\%\sim20\%$，幼稚单核细胞明显增多。

(5)近年来，世界卫生组织(WHO)在 FAB 分型基础上对 MDS 分型进行细化，提出了 WHO 分型，即：①将 RA 型细分为 RA、RCMD 和 5q-综合征三型；②将 RAEB 型细分为 RAEB-Ⅰ型(骨髓原始细胞 $5\%\sim9\%$ 和 RAEB-Ⅱ型(骨髓原始细胞 $10\%\sim19\%$)；③将 RAEB-T 型划入急性髓细胞白血病；④将 CMML 型划入 MDS/MPN；⑤增加不能分型的 MDS(u-MDS)；⑥保留原 RAS 型。

(五)鉴别诊断

1.再生障碍性贫血

骨髓多部位穿刺均示巨核细胞减少，无病态造血，外周血无幼红、幼粒细胞出现。

2.营养性巨幼细胞性贫血

血清叶酸和维生素 B_{12} 水平降低，患者有缺乏叶酸、维生素 B_{12} 的病因和症状、体征，用叶酸、维生素 B_{12} 治疗有效。

3.骨髓病性贫血

有原发肿瘤的症状、体征，血清碱性磷酸酶水平升高。

4.遗传性铁粒幼细胞性贫血

应与难治性贫血伴环状铁粒幼细胞 RAS 鉴别。本病为红细胞线粒体中 δ 氨基 γ 丁酮戊酸合成酶 2（$ALAS_2$）发生基因突变所致，呈性连锁，临床多见有脾肿大，呈小细胞低色素性贫血。

5.红白血病

骨髓红系超过 50% 时难与 RAEB 或 RAEB-T 鉴别，若非红系造血细胞中原始细胞≥30% 可诊断为红白血病，原始细胞＜30% 则诊断为 MDS。

二、治疗

（一）一般治疗

注意休息，加强营养，病情严重者给予成分输血。有感染时积极应用抗生素。

（二）药物治疗

1.难治性贫血（RA）

常用雄激素治疗，可予丙酸睾酮 100mg，肌内注射，1 次/天，或隔天 1 次，连用 3～6 个月。有出血者可短期应用糖皮质激素如泼尼松 20～40mg/d。近年来，亦有应用维甲酸和罗钙全治疗 MDS-RA 或难治性贫血伴环状铁粒幼红细胞（RAS）的，如维甲酸 10mg，口服，3 次/天；或用罗钙全[1,25（OH）$_2$ 维生素 D_3]0.5μg，口服，2 次/天，部分患者病情可有改善；也可应用肿瘤新生血管形成抑制剂沙利度胺（反应停）100～200mg，每晚口服一次，或沙利度胺的二代产品来诺度胺 10mg，每天口服 1 次治疗。

2.难治性贫血伴环状铁粒幼红细胞（RAS）

在 RA 治疗基础上，加用维生素 B_6 100～200mg/d 口服，或维生素 B_6 100～200mg 加入 5% 葡萄糖注射液 500mL 中静脉滴注，连用 4～8 周，无效时可逐渐减量停用。

3.难治性贫血伴原始细胞增多（RAEB）型

多采用小剂量化疗方案，如 AAG 预激方案，即阿克拉霉素 20mg，加入 5% 葡萄糖注射液 500mL 中静脉滴注，每日 1 次，连用 4d；阿糖胞苷（Ara-C）12.5mg，皮下注射，2 次/天；促粒细胞集落刺激因子（G-CSF）300μg，1 次/天，皮下注射，Ara-C和 G-CSF 均连用 14d；或用高三尖杉酯碱 0.5～1mg 加入 5％葡萄糖注射液 250mL中静脉滴注，1 次/天，连用 14～21d，休息 7～10d 后可开始第二疗程。也可应用去甲基化药物地西他滨治疗。

（三）骨髓移植

年龄＜45 岁，尤其是年轻的继发于化疗和（或）放疗的 MDS 患者，可行异基因骨髓移植（Allo-BMT）治疗。

三、病情观察

（一）观察内容

诊断明确者，应进一步明确 MDS 类型，并按上述治疗方案进行治疗，治疗过程中，应注意复查血象、骨髓象，主要观察患者的症状是否改善，贫血是否纠正，病情有无变化，评估治疗疗效；如采用化疗或其他治疗者，应注意观察血象，了解有无骨髓抑制以及胃肠道的不良反应。诊断不明确者，应根据患者的症状、体征，行血常规、骨髓检查等，以明确诊断。

（二）动态诊疗

根据患者的具体症状、体征，结合血象和骨髓检查等，可帮助诊断本病。诊断有困难的，应注意与有关疾病相鉴别。诊断明确者，可给予相应治疗，治疗中注意复查血象、骨髓染色体核型及基因表达，了解病情发展情况，评估治疗疗效，并根据患者的治疗情况，调整治疗剂量或用药。如为难治性贫血伴原始细胞增多（RAEB）、转变中的难治性贫血伴有原始细胞增多（RAEB-T）、慢性粒单白血病（CMMoL），可予小剂量化疗，注意观察治疗本身的不良反应。有异基因骨髓移植指征的，可根据医院的实际条件及患者的经济能力，予以异基因骨髓移植。治疗有效者可见症状体征改善，贫血逐渐纠正，血小板数升高，白细胞分类中见幼稚细胞减少或消失，输血间隔时间延长。

四、临床经验

（一）诊断方面

(1)诊断 MDS 的关键在于患者有一系或一系以上的造血细胞减少，伴病态造血和克隆性异常。随着细胞培养、遗传学和分子生物学研究的深入,对 MDS 本质的认识也逐渐加深,过去很多病例曾误诊为再障、难治性白细胞减少症,最终都被确诊为 MDS。

(2)MDS 部分患者可转变为白血病,临床上在患者治疗过程中,一定要注意复查血象和骨髓,以便及时诊断。

(3)目前认为 MDS 可有 3 种转归:①部分病例转变为急性白血病;②多数在发展到白血病前因感染和出血而死亡;③极少数病例经过较长时间的综合治疗,临床与血液学均恢复正常。因而,应要求患者有长期治疗的思想准备,并每月定期门诊随诊,观察治疗后症状体征、血常规与骨髓象及染色体核型是否改善。

(二)治疗方面

(1)目前 MDS 的治疗方法,主要是支持、对症治疗,预防感染及使用诱导分化剂,刺激造血剂,化疗药物,去甲基化药物和造血生长因子如 G-CSF、GM-CSF、Epo。同时,MDS 是异质性疾病,治疗的选择应根据患者的具体情况而定,RA 和RAS 一般采用支持治疗,45 岁以下的 RAEB、RAEB-T 若有供髓者,可做异基因骨髓移植,60 岁以下全身情况良好者可考虑去甲基化治疗或常规化疗,不能耐受者,则用小剂量化疗加造血生长因子治疗。

(2)近来,也有使用肿瘤新生血管形成抑制剂"亚砷酸"来治疗 MDS 的 RAEB、RAEB-t 和 CMML 的报道;作者最近应用亚砷酸治疗 2 例 MDS-RAEB,最终全部获得缓解。所用方法为:亚砷酸 10mg 加入葡萄糖氯化钠注射液 500mL 中静脉滴注,2h 内滴完,1 次/天,同时用维生素 C_2 3g 加入 5% 葡萄糖注射液 500mL 中静脉滴注,1 次/天,一般连用 2 周,休息 1 周后,再用 2 周为 1 疗程。

第三节　恶性组织细胞病

恶性组织细胞病(MH)简称恶组,为一少见的恶性程度很高的疾病,病理特征为大量异常组织细胞呈恶性增生,浸润肝、脾、骨髓和淋巴结等,可呈弥漫性或局灶性。

一、诊断

(一)病史采集

1.现病史

询问患者有无发热,如有,应重点询问发热的发生、发展,是否为高热,有无寒战,有无使用退热药物,如有,应询问所用的药物、效果如何等。是否伴有面色苍白、乏力、不思饮食、消瘦、衰竭等现象,有无皮肤淤斑、牙龈出血等出血症状,有无咳嗽、胸闷、气促等感染的症状。有无皮肤、尿色变黄。

2.既往史

恶组患者一般既往体健,无明显过去史可询。诊断不明者,应询问有无结核、伤寒及肝炎病史,目的是排除这些疾病。

3.个人史

了解是否曾接触过有毒气体和有毒化合物。

4.家族史

了解其家族成员中有无恶性肿瘤患者。

(二)体格检查

(1)多见有贫血面容,病程长者则有恶病质体征。

(2)浅表淋巴结肿大,肝脾常显著肿大,一般达肋缘下 3～5cm。

(3)四肢皮肤可见斑丘疹、紫癜、结节等非特异性病损,呈向心性分布,此体征在儿童中尤为多见。

(4)病程后期可有巩膜及皮肤黄染。

(5)可有胸骨压痛,肺部呼吸音降低或腹胀等浆膜腔积液的体征。

(三)辅助检查

1.血常规检查

早期有血红蛋白、红细胞数和血小板数减少,半数以上病例白细胞数$<4\times10^9$/L,白细胞分类在血片边缘和尾端可见异形组织细胞。

2.骨髓检查

增生明显活跃,见数量不等分散或集团分布的异形组织细胞,该类细胞胞体大而畸形,胞质丰富有空泡,核不规则或多核,并见吞噬血细胞现象。

3.染色体核型

可见 5q35 染色体核型改变,这在儿童和青少年中尤为多见。

4.中性粒细胞碱性磷酸酶(NAP)

阳性率及积分均低于正常。

5.组织活检

肝、脾、淋巴结及受浸润组织病理切片可见异形组织细胞。免疫组化示 CD_{68} 阳性。

（四）诊断要点

（1）对发热、多汗、进行性贫血伴全血细胞减少及有肝脾肿大者应疑及本病。

（2）可发现部分淋巴结肿大或（和）肝脾肿大，小部分患者可出现身体某部位病变如皮肤结节肿块、肠道病变等。

（3）中性粒细胞碱性磷酸酶明显低于正常或阴性，骨髓检查部分患者可见到一定数量的恶性组织细胞和巨噬细胞吞噬血细胞，有的也可见到多核巨组织细胞，后者与异质性组织细胞是本病诊断的重要依据，如有其他部位肿块，活检病理检查也可见到类似改变。病理免疫组化可示 CD_{68} 阳性。

（五）鉴别诊断

1.反应性组织细胞增多症

继发于感染（伤寒、亚急性细菌性心内膜炎）或某些药物过敏等，具有下述特点。

（1）细胞多属正常，无异质性。

（2）未见多核巨组织细胞。

（3）淋巴结结构正常。

（4）有原发病的证据。

2.噬血细胞综合征

为单核-巨噬细胞系良性反应性病症，组织细胞虽也吞噬血细胞，但均较成熟，无异质性，无多核巨组织细胞，原发病是良性时，可于数周内好转或治愈。

3.急性白血病

外周血可见到相关系列的原始幼稚细胞，骨髓中原始细胞＞30％。

4.恶性淋巴瘤

大细胞型淋巴瘤细胞易与恶性组织细胞增生症混淆，但二者形态不同，淋巴瘤无吞噬细胞现象，非特异性酯酶阴性，多种病例有 B 或 T 细胞的表面免疫标记，无 CD_{68} 表达。

5.真性组织细胞淋巴瘤

本病多限于淋巴结，结外可侵犯胃肠道、皮肤及骨骼，晚期可有骨髓浸润，形成淋巴瘤白血病。恶性组织细胞增生症主要为弥漫性病变，二者的鉴别极为困难。

二、治疗

（一）一般治疗

绝对卧床休息，增加营养，加强护理与个人清洁卫生，出汗后及时更换衣裤。

严重贫血和出血者应进行成分输血。继发感染者加用足量、广谱抗生素。本病高热采用抗生素治疗无效，若体温过高，可加用糖皮质激素。

（二）药物治疗

基本同淋巴瘤治疗。目前较理想的方案为 CHOP 方案或 CHOP 方案与 B-CHOP 方案交替治疗。也有人认为 CHOP 方案联合依泊托苷（VP16）组成的 CHOPE 方案可能更有效。

（三）其他治疗

国外报道，条件许可时，年轻患者可采用骨髓移植治疗，少数病例可获得成功。

三、病情观察

（一）观察内容

主要观察患者化疗及对症治疗后症状是否控制，如体温是否恢复正常，肝脾肿大是否缩小，贫血是否纠正，注意复查血象、骨髓等，以评估治疗疗效。也应注意观察有无治疗药物本身的不良反应，以便及时调整治疗方案及治疗药物的剂量。

（二）动态诊疗

本病往往进展很快，预后极差。因此，诊断本病者，即应根据患者的具体症状、体征，予以化疗及对症治疗，同时，应予积极的营养支持治疗。治疗过程中，注意观察治疗效果，并随时调整治疗方案，尽力延长患者生命。证实有合并感染的，则应用强有力的抗生素治疗，以控制感染。治疗有效者，则患者的体温逐渐下降至正常，贫血有所纠正，血小板及白细胞数逐渐升高等。

四、临床经验

（一）诊断方面

（1）本病的临床表现多样化，缺乏特异性，因而对不明原因的长期发热难以用感染解释，并伴全血细胞减少者，首先应想到有该病的可能，应密切结合实验室检查结果，进行综合分析与判断。

（2）诊断本病最可靠的依据是骨髓涂片，但由于病变有时呈局限性，一次骨穿不一定能找到异形组织细胞，建议多次、多部位骨穿，有助于明确诊断。胸骨穿刺的阳性率要高于其他部位。

（二）治疗方面

恶组是一种预后极差的恶性血液系统肿瘤，病情来势凶猛，疗效极差，因此，为了尽可能地延长患者的生存期，可在化疗的基础上，配合中医中药治疗，建议加用恶组经验方"抗癌七号方"，方剂组成如下：白花蛇舌草 10g、黄药子 10g、龙葵 30g、乌梅 6g、薏苡米仁 60g 和田三七粉 1.5g 煎服。干扰素 α 也可配合化疗使用。

（三）医患沟通

如诊断明确，应如实告知患者或其家属本病的性质、特点、国内外治疗现状与疗效及预后，使其对疾病的治疗能正确理解，与医护之间取得共识，并对其预后有足够的思想准备。有陪护者要告知其陪护注意事项，主要是注意观察有无病情发展、恶化的迹象，以便及时处理。需行化疗或其他特殊治疗的，应有家属的签字同意为据。

（四）病历记录

1.门急诊病历

详细记录高热时间、程度及进展变化等。有无乏力、多汗、黄疸及进行性全身衰竭的表现。有无贫血、感染、出血等症状。应记录有无受累器官的特殊症状和体征，如皮肤受累者有皮肤结节、肿块、斑丘疹等；胃肠道受累常有腹痛、腹块、肠穿孔、肠梗阻等表现，既往史记录有无结核、伤寒及肝炎病史。既往有无诊疗过，应记录既往的诊疗经过及效果如何等。体检记录肝、脾、淋巴结肿大情况，有无胸骨压痛，贫血、感染及出血的体征，有无黄疸、恶病质及浆膜腔积液等体征。辅助检查记录血常规、骨髓及组织活检等检查结果。

2.住院病历

详尽记录患者门急诊及外院的诊疗经过、治疗所用的药物及疗效如何等。记录患者已经检查的项目及结果如何。记录本病的诊断依据、上级医师的查房意见、鉴别诊断要点等。重点记录患者的病情变化如何、治疗疗效。如行化疗的，应有家属签字同意为据。如住院期间死亡的，应记录死亡过程、死亡原因等。

第七章　内分泌系统疾病

第一节　巨人症和支端肥大症

巨人症和肢端肥大症多数是垂体嗜酸性腺瘤或增生所致，占垂体肿瘤的第三位。由于分泌过多生长激素，引起软组织、骨骼及内脏增生及内分泌代谢紊乱，如在骨骺未融合前起病表现为巨人症，发生在青春期后骨骺已融合者，则为肢端肥大症。

一、诊断

（一）病史采集

1.现病史

询问患者有无生长发育速度过快、身高过高、体重过重的变化，有无容貌及躯体、四肢变化，鞋、帽、手套的尺码变大，有无头痛、视物模糊、视力下降、辨色障碍，有无恶心、呕吐，有无怕热、多汗、多食、多饮，是否说话吐词不清，有无阻塞性睡眠呼吸暂停现象，有无疲倦、乏力、嗜睡、怕冷等垂体功能减退的表现，有无性功能改变。

2.既往史

有无肝炎、糖尿病等病史。有无慢性肾炎病史。

3.个人史

女性应询问有无异常泌乳、闭经、月经紊乱、不育等，男性询问有无性功能改变、阳痿等。

4.家族史

询问家族中有无类似患者。

（二）体格检查

1.容貌有特征性变化

头形变长，前额、下颏、眉弓、双颧部及枕部凸出，面貌粗陋，耳、鼻变大，唇肥厚,舌肥大、增厚,多裂纹,舌乳头增生,牙齿稀松,易脱落,上下齿咬合不良。语音低沉,吐词不清。

2.身躯

巨人症身高＞190cm。肢端肥大症身高一般正常或稍高,胸腹均大,早期乳房、生殖器可能长大,后期可萎缩。

3.四肢

巨人症手脚长而大,肢端肥大症则手足表现粗、短、宽、厚。

4.皮肤肌肉

全身皮肤粗糙增厚,毛孔粗大,色素沉着,毛发增多,后期毛发脱落;肌肉较发达,或肌肉萎缩。

5.其他表现

部分患者甲状腺弥漫性肿大,部分患者心界扩大,肝、脾可扪及,心率较快,血压升高,后期血压下降、心率减慢,以及视力减退、视野缺损。

(三)辅助检查

1.实验室检查

(1)血糖测定:血糖正常或升高(＞7.0mmol/L),糖耐量试验下降。

(2)内分泌激素测定:生长激素(GH)基础值升高数倍至数十倍,血浆胰岛素样生长因子-1(IGF-1)升高,一般成人 IGF-1 水平超过 $333\mu g/L$ 时可确诊。

(3)血浆生长激素葡萄糖抑制试验:正常状态下,口服葡萄糖后生长激素水平2h 内通常＜$1\mu g/L$,本病生长激素不受抑制,可与体质性巨人、肥厚性皮肤骨膜增生症等鉴别。

(4)促甲状腺激素分泌激素(TRH)兴奋试验:本病 2/3 有反应,生长激素升高,高于 50％。

2.特殊检查

(1)头颅正侧位 X 线片:可观察到蝶鞍扩大、前后床突破坏。

(2)头颅 CT、MRI:可见垂体内有占位病变。

(3)视力、视野检查:视力多有减退或视野缺损。

(4)ECG、心脏超声检查:多有心脏肥大、心肌肥厚的征象。

(四)诊断要点

(1)具有上述体态异常的特征性表现。

(2)头部 X 线摄片,必要时做 CT 或 MRI 等证实垂体内有占位病变。

(3)存在视物模糊、视野缺损等改变。

（4）血生长激素高于 $10\mu g/L$，不受高血糖抑制，胰岛素样生长因子-1上升。

（五）鉴别诊断

1.体质性巨人症

其特点为身高可达到巨人症标准，但身体各部分发育匀称，体力良好，性发育正常，血生长激素正常，垂体正常。

2.类肢端肥大症本症

有家族性，患者从儿童期开始有面貌改变，体型高大，肢体粗壮，但程度较轻，血生长激素正常，蝶鞍不扩大。

二、治疗

（一）一般治疗

主要是根据患者的症状予以对症治疗。有头痛者，可用阿司匹林 0.3g，2～4次/天，口服；有糖尿病者，可用胰岛素或口服降糖药物治疗，如格列吡嗪 5～20mg，分次口服；或用阿卡波糖 50～300mg，分次进餐时服用；有甲状腺功能亢进者，可用他巴唑 10mg，2次/天，口服；有尿崩症者，可用卡马西平 0.2g，2～3次/天，口服；后期有垂体功能减退者，应予相应激素替代治疗。

（二）手术治疗

有以下情况，应予以手术治疗：

（1）垂体肿瘤较大引起压迫症状。

（2）视力、视野进行性缺损，有失明危险者。

（3）腺瘤发生出血或囊性变。

（4）放疗后症状加重。

（5）有颅内高压者。

（三）放射治疗

多用于身体健康情况不适合手术治疗及手术未能将肿瘤切除干净的患者，以防止肿瘤再生长，并降低生长激素的超量分泌。方法有超高压放射治疗、粒子放射治疗、$^{90}\gamma$ 丸植入治疗等。

（四）药物治疗

适用于不能手术或放疗以及复发的患者。临床可用多巴胺激动剂溴隐亭、硫丙麦角林、麦角乙胺等。可用溴隐亭 1.25mg，1次/天，口服，从小剂量开始，以后每隔 3～7d 增加 1.25～2.5mg，2周后显效，常见不良反应为胃肠道反应；或用奥曲肽

$100\mu g$，3 次/天，皮下注射，6 个月见效，可使 IGF-1 降至正常。

三、病情观察

（一）观察内容

观察治疗前后患者身高、体重、容貌与四肢末端变化的情况，临床上头痛、恶心、呕吐及视力的变化和男女性功能的改变等，以了解患者症状控制与否。注意监测患者血糖、生长激素水平的变化，以了解治疗效果。

（二）动态诊疗

诊断不明确的垂体瘤患者，需加强随访，不仅要观察体征变化，而且要在 3～6 个月复查垂体激素和垂体影像学的变化，以利于早期治疗。诊断明确的垂体瘤患者，若为微腺瘤，可用药物治疗和放射治疗；若为大腺瘤，应行手术治疗。治疗后均应动态观察四肢及面貌的变化、相应垂体激素和垂体瘤大小的变化，有无术后复发或术后并发症，以便及时处理。对不能手术或放射治疗以及复发的患者，可用药物治疗，以抑制生长激素的分泌，观察治疗疗效，注意药物治疗本身的不良反应，以便调整治疗用药。治疗有效的，血生长激素明显下降，IGF-1 降至正常。

四、临床经验

（一）诊断方面

（1）临床怀疑巨人症与肢端肥大症后，应先行生化检查以确诊，再行影像学检查予肿瘤定位。

（2）血清 IGF-1 水平 24h 变化很小，且不受取血时间、进食、睾酮和地塞米松等的影响，目前是筛选肢端肥大症的最好方法。

（二）治疗方面

（1）外科手术切除生长激素瘤是肢端肥大症的首选治疗，目前大多数可经蝶鞍行显微手术，垂体瘤的手术效果与神经外科医师的经验和手术技巧密切相关。垂体瘤的大小和术前生长激素水平是影响手术效果的因素。

（2）药物治疗尚不能代替手术及放射治疗，奥曲肽是否可作为术前治疗，目前没有定论，但主张对因身体健康状况不适合手术、放射治疗效果未出现前可应用。

（三）医患沟通

在患者经过一系列检查得出垂体瘤的诊断后，应和患者及家属谈话，告知本病的诊断依据,介绍可能采取的治疗方案,尤其是有关本病可能的预后,如肢端肥大症预后较差,病残率和死亡率较高,和放射或手术后的复发、药物治疗的不良反应等,以使患者及家属能理解、配合治疗。如需手术治疗,患者或其直系亲属应签署知情同意书。

(四)病历记录

1.门急诊病历

记录患者的就诊时间及就诊的主要症状特点。详细记录患者生长发育的速度及容貌、四肢变化的特征。体检记录有无容貌的特征性改变,如末端骨的突出及手脚的特征性变化。辅助检查中记录血糖、生长激素等相关激素测定结果以及垂体影像学检查的结果。

2.住院病历

入院时诊断仍不明确的,应详细记录与体质性巨人症、类肢端肥大症等的鉴别要点。所有患者应记录治疗前后的症状变化,尤其是血生长激素的变化,以反映治疗疗效。如行手术治疗或放射治疗,患者或其直系亲属应签署知情同意书。

第二节 生长激素缺乏症

生长激素缺乏症是指儿童期起病的腺垂体生长激素缺乏致生长发育障碍。约2/3为特发性,大多数因为下丘脑生长激素释放激素缺乏,少数与生长激素基因的某些片段缺失有关,常有家族史,同时也可继发于下丘脑-垂体肿瘤、感染(脑炎)、创伤(围产期脑损伤)等。生长激素可单一缺乏,但常伴有促性腺激素缺乏。

一、诊断

(一)病史采集

1.现病史

询问患者生长特点,出生时身高体重是否正常,出生后是否生长发育迟缓,有无生长速度明显缓慢,每年增高多少。是否缺乏第二性征、性器官不发育,如为青春期男女,是否为无性器官或第二性征不发育,应通过患者的反应了解其有关智力、发育是否正常,智力是否与年龄相符。

2.既往史

有无病毒性肝炎病史,有无慢性肾炎病史。

3.个人史

如为女性,询问是否有原发性闭经、乳房不发育。

4.家族史

可能有类似病史提供,如有类似病史,应询问父母是否为近亲结婚。

(二)体格检查

(1)患者体态匀称,成年后仍保持童年体形和外貌,身高不超过130cm。生长速度<正常该年龄的生长速度的第25百分位数。

(2)如为男性患者,可有睾丸小而软,多伴有隐睾征,无胡须、阴毛、腋毛。如为女性患者,则女性乳房不发育,无阴毛。

(3)继发于蝶鞍区肿瘤者,可出现相应视力、视野障碍。

(三)辅助检查

1.实验室检查

(1)血生长激素测定:血生长激素基础值低下(各实验室标准不同)。

(2)其他内分泌激素测定:如行胰岛素低血糖刺激试验,生长激素(GH)峰值低于 $5\sim10\mu/g/L$,则为完全性或部分性生长激素缺乏。胰岛素样生长因子-1(IGF-1)水平下降至<$0.2\mu/mL$(正常值 $0.7\sim1.3\mu/mL$)。多合并其他垂体前叶激素分泌不足,促卵泡素(FSH)下降,促黄体生成激素(LH)下降。

2.特殊检查

(1)X线摄片可示骨化中心生长发育延迟,骺部不愈合,骨龄延迟。

(2)蝶鞍 CT 或 MRI 可以明确生长激素缺失的原因。

(四)诊断要点

1.确定存在生长障碍

(1)身高低于我国同年龄、同性别正常儿童相应身高标准的两个标准差。

(2)骨龄较实际年龄延迟 2 年以上。

(3)身高生长速度每年低于 4cm。

2.确定有无生长激素不足

(1)两种以上兴奋刺激试验,生长激素峰值均小于 $5\sim10\mu g/L$。

(2)IGF-1<$0.2\mu g/mL$。

3.确定骨龄

骨龄较正常实际年龄低 2 岁以上。

(五)鉴别诊断

1.体质性青春延退

出生时身长正常,青春期前生长缓慢,较同龄儿童矮,青春期发育较晚,最后身高能达到正常水平。常有父亲或母亲青春期发育延迟的家族史。

2.全身疾病所致侏儒症

儿童期各种慢性感染如结核、钩虫病及各脏器的慢性疾病均可导致发育障碍，但这类情况都有其原发病的临床特征。

3.呆小症

除身材矮小外，体形不均匀，身体上部较长，四肢较短，智力低下，反应迟钝，血甲状腺激素水平低下。

4.Turner 综合征

本病为先天性性分化异常，有性染色体异常。除身材矮小外，有颈、蹼、肘外翻等畸形，缺乏性发育。

5.Laron 侏儒

此类生长障碍是肝脏缺乏生长激素受体或受体后缺陷，使生长激素不能发挥作用所致。检测血生长激素上升，IGF-1 下降，而生长激素缺乏症为血生长激素及 IGF-1 均下降。

二、治疗

（一）一般治疗

治疗主要采用生长激素的补充疗法，对伴有其他腺体（性腺、甲状腺、肾上腺）功能减退者应给予相应的激素治疗。如为继发性，应尽快治疗原发病。积极治疗原发疾病，如肿瘤、感染、外伤（围产期损伤）等。

（二）药物治疗

（1）生长激素：可用重组人生长激素（r-hGH），常用剂量为每天 0.1U/kg，每天晚上睡前皮下注射；也可用生长激素补充疗法。如生长激素释放激素（GHRH），推荐剂量为 $1\sim3\mu g/kg$，每晚睡前皮下注射 1 次。

（2）有垂体前叶多种激素缺乏者，给予相应激素补充，如用左旋甲状腺素钠 $25\mu g$，1 次/天，口服。

（3）上述患儿至青春期时，可用绒毛膜促性腺激素，对性腺及第二性征发育有刺激作用；可用绒毛膜促性腺激素 500U，2 次/天，肌内注射，4～6 周为 1 疗程。

三、病情观察

（一）观察内容

主要观察诊断、治疗前和诊断、治疗后身高和体重的变化，每 3 个月到半年检查一次身高、体重及性发育的情况。实验室监测主要观察血生长激素浓度及垂体兴奋试验时生长激素的浓度变化，以了解治疗效应、评估治疗效果。

（二）动态诊疗

诊断本病，应进一步明确是原发性还是继发性。并根据患者的临床症状、体征，给予相应的激素补充治疗，治疗后需动态观察身高、体重及性发育的变化，以了解药物的疗效，决定今后的治疗时间与治疗剂量。

四、临床经验

（一）诊断方面

（1）本病临床上可见有典型的改变，如儿童随着年龄增长逐渐显现出生长发育速度延缓（但并不停止），每年平均身高增加低于 3cm，伴有男女患儿性器官不发育的情况，但患儿的智力一般正常；体征上患儿身材矮小，但体态发育均匀，成年后仍保持童年状况，身高低于 130cm，男性外生殖器小，无胡须、腋毛、阴毛。女性乳房不发育，外生殖器呈幼女状况。依上述表现，一般即可考虑本病诊断。

（2）生长激素水平低下对本病的诊断有重要价值。如需确诊本病，则此项检查必须进行。

（二）治疗方面

治疗最重要的是早期应用重组人生长激素，越早治疗效果越好；到青春期可运用绒毛膜促性腺激素促进性腺的发育；对于继发于肿瘤者，治疗则应以去除原发病灶为主。

（三）医患沟通

该类患者大多在门诊就诊，所以医师碰到这类患者时，要详细全面了解并记录患者的生长速度（过去与现在的身高情况），并行相关的辅助检查，以帮助确立诊断。医师应向患者及家属如实告知本病的诊断、治疗方法，告知坚持服用激素替代治疗的重要性，以提高治疗的依从性。

（四）病历记录

1.门急诊病历

记录患者的就诊时间及就诊的主要症状,记录患者身高及性发育的情况。体检记录患儿身高、体重、智力情况。实验室记录血生长激素浓度及垂体兴奋试验时生长激素浓度的变化。

2.住院病历

对需住院治疗的患者,应详细记录患者的起病、发展、外院治疗经过及药物使用情况。病程记录中应详细记录治疗后变化,记录有关辅助检查的结果。

第三节　成人垂体前叶功能减退症

成人垂体前叶功能减退症是由于局部和全身因素引起的一种或多种垂体前叶促激素缺乏,而引起相应靶腺功能减退的疾病。

一、诊断

（一）病史采集

1.现病史

询问有无垂体-性腺轴功能减退表现,如性欲减退,阴毛、腋毛脱落,女性月经稀少、闭经,乳房、外生殖器萎缩,男性阳痿、生殖器萎缩。了解有无垂体-甲状腺功能减退表现,如怕冷,少汗,皮肤干燥,水肿,便秘,反应迟钝,嗜睡,木僵状态,甚至昏迷。询问有无垂体－肾上腺皮质功能减退表现,如食欲下降,厌食,乏力,血压偏低,甚至恶心、呕吐等。询问有无垂体肿瘤引起的占位表现,如视力下降,偏盲,失明,视野缺损。注意有无头痛、呕吐等颅内高压的表现。

2.既往史

女性患者应了解是否有产后大出血史,问清分娩时及分娩后大出血的情况(失血量＋输血量),是否首先表现为产后少乳或无乳、性欲下降、闭经、毛发脱落等。

3.个人史

一般无特殊。

4.家族史

有无类似病史提供。

（二）体格检查

（1）全身毛发稀少脱落，如眉毛、胡须、阴毛、腋毛均脱落。

（2）女性乳房萎缩，男性外生殖器萎缩。

（3）可有全身水肿，少数患者呈非凹陷性水肿，见有贫血貌，脉搏细弱，皮肤色素浅淡；严重者低血压、意识障碍。

（4）如有颅内高压，则可有视乳头水肿、偏盲等。

（三）辅助检查

1.实验室检查

（1）垂体前叶促激素测定：LH、FSH、ACTH、TSH 及 GH、PRL（泌乳素）降低。

（2）靶腺激素测定：T（睾酮）、E_2（雌二醇）、T_3、T_4、皮质醇下降，尿游离皮质醇、17-羟类固醇下降。

2.特殊检查

（1）下丘脑释放兴奋试验：静脉注射 TRH 或 LHRH 后，测定相应靶激素，无反应者为垂体病变，呈延迟反应为下丘脑病变。

（2）CT 或 MRI 检查：疑有垂体肿瘤者，可见垂体部位的占位表现。

（四）诊断要点

（1）有产后大出血、垂体手术、放疗等病史，并有性腺、甲状腺、肾上腺皮质功能减退的症状及体征。

（2）血液测定垂体促激素及靶激素水平下降可确诊，CT 或 MRI 可证实垂体的占位病变。

（五）鉴别诊断

1.原发性甲状腺功能减退症

临床症状与体征两者不易区别，主要依靠血中 TSH 水平来鉴别。原发性甲状腺功能减退症之血 TSH 水平升高，垂体性甲状腺功能减退（继发性甲减者）则血 TSH 水平下降。

2.原发性肾上腺皮质功能减退症

本症也可出现全身乏力、血压下降等，但有全身皮肤及黏膜色素沉着，除血皮质醇降低外，ACTH 水平增高。

3.慢性消耗性疾病

如恶性肿瘤、结核病、淡漠型甲亢等多具有相应原发病的临床表现，结合体征及实验室检查不难进行鉴别。

二、治疗

（一）一般治疗

患者应避免过度劳累和精神刺激，预防感染，防止垂体危象发生。应嘱患者进食高蛋白、高热量、富有维生素的饮食。患者应按时服药，不能中断用药。

（二）药物治疗

1.糖皮质激素替代疗法

糖皮质激素应优先于甲状腺激素和性激素使用，剂量大小根据病情而定，一般常规用泼尼松 7.5mg/d，具体用法为：泼尼松 5mg（晨 8 点）、2.5mg（下午 4 点），口服。有感染、手术等应激因素者，可用氢化可的松 100～200mg 加入 5％葡萄糖注射液 500mL 中静脉滴注，1 次/天。

2.甲状腺激素替代疗法

一般在应用糖皮质激素后使用，应从小剂量开始逐渐加量，常用左旋甲状腺素钠 50μg，1 次/天，口服；或用甲状腺素片 20mg，1 次/天，口服。

3.性激素替代疗法

生育期妇女应建立人工月经周期，恢复性功能，防止骨质疏松。于月经周期第 5 天开始加用雌激素，连续使用 20d，然后口服或肌内注射黄体酮共 5d，停药后观察月经来潮情况。可用乙烯雌酚（乙底酚）0.5～1mg/d，睡前口服（共 20d），此后以黄体酮（孕酮）10mg，1 次/天，肌内注射（共 5d）。男性患者可用雄激素替代治疗，如甲睾酮 10mg，2 次/天，口服；或用丙酸睾酮 25mg，2 次/天，肌内注射。

（三）其他治疗

如为肿瘤引起的垂体前叶功能减退，则应采取手术或放射治疗。

三、病情观察

（一）观察内容

观察全部或部分性腺、甲状腺、肾上腺皮质功能减退的表现，实验室检查中注意垂体和靶腺激素浓度测定的水平、头颅影像学检查结果。尤其应注意观察治疗前后的变化，以进一步了解症状的改善与否，评估治疗疗效。

（二）动态诊疗

诊断明确者，主要给予相应缺乏的靶激素补充疗法，观察药物应用后相应性腺、肾上腺和甲状腺轴病情好转的依据和表现,如激素水平、体征和症状的变化,并寻找一个较为准确的生理剂量;对部分垂体前叶功能减退症患者,需对相应每一垂体轴的功能和水平做出相应的判断,从而给予相应激素的补充。

四、临床经验

(一)诊断方面

(1)找到引起本病的原发疾病(如肿瘤、缺血坏死、感染)或手术、创伤等诱因,便可进行针对性的治疗,使患者恢复正常生理功能,故应通过仔细询问病史、了解发病经过,积极寻找病因。

(2)Sheehan综合征患者,有产后大出血的病史,对女性发生本病应考虑到该综合征的可能。

(3)实验室检查,特别是垂体前叶激素、靶腺激素水平的测定对确诊本病至关重要,临床上必须检测所有性腺、甲状腺、肾上腺等激素水平,以全面评估病情,并为激素替代治疗提供依据。

(二)治疗方面

(1)主要是使用生理剂量的激素进行替代治疗,使患者维持正常的生理代谢和第二性征。原则是先替代糖皮质激素,后替代甲状腺激素,最后是性激素。

(2)避免突然停药、严重感染、应激等情况发生,以防止垂体前叶功能减退危象出现。若预计可能发生时,应积极治疗诱因,同时加大替代激素的基础剂量。

(三)医患沟通

对于患者和其亲属,临床医师除了查房外,需特别抽出时间把病情向他们交代清楚,以告知此病是一种长期的慢性病,需要终身服药,不能间断。若有特殊情况发生,患者必须来院复查,不能自作主张服用其他药物。治疗后患者即将出院时,应详细告知患者每一种药物的具体服药时间、剂量、有何不良反应。女性应告知周期疗法、雌激素和孕激素的详细用法,并告知复诊的时间。

(四)病历记录

1.门急诊病历

记录患者就诊时间。详细记录患者全部或部分性腺、甲状腺、肾上腺皮质功能减退的表现,对女性患者应记录有无分娩及分娩后的大出血病史,出血量及产后泌乳及月经的情况,体检记录体毛、贫血、水肿的情况,血压是否正常,并注重视野缺损、视乳头水肿的情况。实验室检查记录垂体和靶腺激素浓度测定的水平以及头颅 CT 或 MRI 影像学检查结果。

2.住院病历

详细记录患者病情发生发展过程、外院诊断治疗经过、药物应用及效果如何。对于 Sheehan 综合征患者,病历中应记录其产后出血史、输血史,以及产后无乳汁分泌、闭经等特点。记录有关肾上腺、甲状腺和性腺有关激素水平检查的结果。记录患者入院治疗后的病情变化、治疗效果。

第八章 营养代谢性疾病

第一节 糖尿病

糖尿病是与遗传、自身免疫及环境因素相关，以慢性高血糖为特征的代谢紊乱性临床症候群。高血糖是由于胰岛素分泌或作用的缺陷，或者两者同时存在而引起。除碳水化合物外，尚有脂肪和蛋白质代谢异常。久病可引起多系统损害，导致眼、肾、神经、心脏、血管的慢性进行性病变，引起功能缺陷及衰竭。病情严重或应激时可发生急性代谢紊乱，如酮症酸中毒、高渗性昏迷等。

一、诊断

（一）病史采集

1.现病史

仔细询问患者有无多饮、多尿、多食和体重下降的表现，病程有多长。有无手足麻木及疼痛，是否有视物模糊、肢体水肿等。以往有无就诊过，询问相关的诊疗经过、具体用药及效果如何等。部分患者在疾病早期或轻症时可无症状，常在体检时发现。另有部分患者以糖尿病的合并症如心血管疾病、视力障碍、反复皮肤和泌尿系感染、肾病或外阴瘙痒等就诊，如有此类情况，应注意糖尿病的可能性。

2.既往史

有无高血压、痛风、肥胖等病史。有无慢性胰腺炎病史。如有相关病史，应进一步询问目前所用药物及治疗情况。

3.个人史

询问有无烟酒嗜好，如有，应询问每日的吸烟、饮酒量及年限。有无使用激素等影响血糖和胰岛功能的药物。

4.家族史

询问有无类似的病史提供。

(二)体格检查

(1)疾病早期常无阳性体征。

(2)如出现合并症,则可出现相应的体征。如合并肾病,可表现有不同程度的贫血、下肢及全身水肿。如合并自主神经病变,则有排汗异常(如无汗、少汗或多汗)、心动过速、直立性低血压等。

(3)患者如患有白内障或眼底出血,则视力下降。

(三)辅助检查

1.实验室检查

(1)血糖测定:血糖是诊断糖尿病的依据,本病患者均有血糖升高。

(2)尿糖测定:一般可作为监测病情和治疗的参考,尿糖一般为(＋)～(＋＋＋＋)。

(3)糖耐量试验(OGTT):有助于对可疑糖尿病的诊断。多数患者有耐量试验(OGTT)降低。OGTT试验方法:患者禁食10h后,清晨将75g无水葡萄糖(儿童1.75g/kg,总量不超过75g)溶于250mL水中,5min喝完,2h后测血糖,OGTT 2h血糖≥11.1mmol/L可诊断为糖尿病,≥7.8mmol/L但＜11.1mmol/L为糖耐量异常,＜7.8mmol/L为正常。

(4)胰岛素、C肽测定:可了解患者的胰岛功能。包括空腹、餐后半小时、餐后2h胰岛素、C肽水平,分别了解基础、早时相及第二时相胰岛素分泌情况。一般1型糖尿病患者,其胰岛素、C肽均低于正常值;2型糖尿病患者胰岛素降低、C肽早时相分泌缺陷、二时相分泌延迟。

(5)糖化血红蛋白(HbAlc)测定:正常值为4%～6%。糖化血红蛋白与血糖浓度呈正相关,病情控制不佳时较正常人为高,可反映取血前6～8周的平均血糖水平,为糖尿病控制情况的检测指标之一。

(6)尿酮体测定:如为阳性,则为糖尿病酮症。

(7)尿微量白蛋白测定:可早期发现糖尿病肾病,正常为＜30mg/24h。

(8)谷氨酸脱羧酶抗体(GAD)、胰岛细胞抗体(ICA)测定:如阳性则提示为1型糖尿病可能。

(9)血脂测定:糖尿病患者多伴有血脂异常,高甘油三酯血症(＞2.3mmol/L),低高密度脂蛋白(HDL-C)＜1.1mmol/L。

2.特殊检查

眼底检查可发现眼底视网膜病变及白内障。

(四)诊断要点

1.有以下 3 项之一的,即可诊断为糖尿病

(1)随意静脉血浆葡萄糖≥200mg/dL(11.1mmol/L),伴有糖尿病症状。

(2)空腹血糖(FBG)≥126mg/dL(7.0mmol/L)。

(3)OGTT 75g 葡萄糖 2h-PG(餐后 2h 血糖值)≥200mg/dL。

2.糖耐量减退(IGT)

(1)FBG<126mg/dL。

(2)2h 血糖≥140mg/dL(7.8mmol/dL)但<11.0mmol/L。

(3)空腹血糖损害(IFG):FBG≥110mg/dL 但<126mg/dL。

(五)鉴别诊断

1.尿崩症

常持续多尿,24h 尿量可多达 5～10L,多饮,低比重尿(比重在 1.005 以下),尿渗透压 50～200mmol/L。禁水加压素试验可进一步明确。

2.肾性糖尿

肾糖阈降低(如妊娠),尿糖可呈阳性,查血糖正常可资鉴别。

3.继发性糖尿病

有原发病如肢端肥大症、库欣综合征、嗜铬细胞瘤,因对抗胰岛素而引起血糖升高。一般均有原发疾病的临床表现,可结合相关的实验室检查予以鉴别。

二、治疗

(一)一般治疗

应做好糖尿病宣教工作,让患者对糖尿病有正确的认识,树立治疗信心。强调饮食治疗是基础,应终身坚持。通过身高计算出理想体重(kg):身高(cm)-105,结合生理状况、劳动强度等算出每天所需总热量:轻体力劳动为 126～146kJ/kg,中体力劳动为 146～167kJ/kg,重体力劳动为 167kJ/kg 以上,其中碳水化合物占热量的 55%～60%,蛋白质占 15%,脂肪约占 20%,注意胆固醇应<300g/d,食盐<6.0g/d。注重运动治疗,贵在坚持。应注意适应证,有心、脑、肾及视网膜病变等应禁忌以免诱发症状加重。运动可改善 2 型糖尿病的胰岛素抵抗现象,内容为每天坚持 20～30min 运动,每周 5 次。运动量一般采用中等强度的有氧代谢运动,

即约为最大氧耗量的 60％,估算可用简单衡量法:数脉率＝170－年龄,如 57 岁糖尿病患者其运动中脉率约为 170－57＝113 次/分。

(二)药物治疗

(1)口服降糖药物,目前有 6 类:①磺脲类,主要刺激胰岛素分泌,适用于轻、中度的 2 型糖尿病,如甲苯磺丁脲(D_{860})0.5～3.0g/d,分 2～3 次,口服;或用格列本脲 2.5～15mg/d,分 1～2 次,口服;或用格列齐特 40～320mg/d,分 1～2 次,口服;或用格列喹酮 30～180mg/d,分 2～3 次,口服。磺脲类药物不主张同时合用。②双胍类,主要用于肥胖或伴高胰岛素血症的 2 型糖尿病患者,或磺脲类治疗效果不佳的,也可用于 1 型糖尿病患者。如二甲双胍 250～1500mg/d,分 2～3 次,口服。③α-糖苷酶抑制剂,可降低餐后血糖。如阿卡波糖 50～300mg/d,分 3 次口服,随餐同时服用。④胰岛素增敏剂,主要用于 2 型糖尿病,尤其存在明显胰岛素抵抗者可和其他口服降糖药及胰岛素合用。马来酸罗格列酮 4～8mg/d,分 1～2 次,口服。⑤餐时血糖调节剂瑞格列奈 0.5～6mg/d,分次餐时服用,是非磺脲类促胰岛素分泌的药物。⑥DPP-4 抑制剂西格列汀 100mg/d 或沙格列汀 5mg/d,每天晨服 1 次。

(2)胰岛素治疗,应高度个体化,根据患者的个体情况和血糖控制的最终目标来确定方案。1 型糖尿病开始时,胰岛素剂量为 0.5～1U/kg,每 2～4d 逐渐调整至 2～4U/kg,直到满意控制血糖为止(空腹血糖4.4～6.1mmol/L,餐后血糖 4.4～8.0mmol/L,糖化血红蛋白小于 6.5％)。2 型糖尿病口服药物治疗,如血糖仍不能较好地控制,则需胰岛素治疗;糖尿病酮症、非酮症高渗性昏迷、严重慢性并发症、应激、妊娠等均需胰岛素治疗。

胰岛素治疗一般分为补充治疗和替代治疗:①补充治疗继续口服降糖药治疗,且原剂量不变,加用 0.1～0.2U/kg 的基础胰岛素,每 3～4d 增加剂量 2～4U,直至血糖良好控制。②替代治疗停止口服药治疗,于早餐前或晚餐前注射 0.2U/kg 的胰岛素,每 3～4d 增加 2～4U,全天总量 2/3 在早餐前,1/3 晚餐前注射(也可每日 2 次或 3～4 次注射,必要时予胰岛泵治疗,根据患者血糖及对胰岛素的敏感性设置胰岛素的基础量和餐前量)。

三、病情观察

(一)观察内容

观察治疗后患者的症状是否缓解,多食、多饮、多尿等症状是否缓解,随访,监测血糖水平,以评估治疗效果。如有糖尿病慢性并发症,如微血管病变、肾病,则应观察治疗后患者的临床表现是否减轻、稳定。

(二)动态诊疗

对初次就诊的患者,应检查胰岛素、C肽、GADA、ICA,以进一步明确胰岛功能,并有助于糖尿病分型(1型或2型),决定治疗方案,其间应注意排除继发性糖尿病。口服降糖药物治疗,一般1~2周随访空腹、餐后血糖,必要时行动态血糖监测,以评估治疗疗效,症状是否缓解,是否需要调整药物剂量;如口服药物治疗血糖仍不能满意控制,或出现严重并发症,应使用注射胰岛素治疗。治疗时同样应注意观察血糖控制与否,有条件时每次至少3次多点血糖监测,评估治疗效果,以寻找合适的剂量。有糖尿病并发症,如有眼底病变、糖尿病肾病的,应给予相应的治疗。

四、临床经验

(一)诊断方面

(1)血糖浓度异常升高是糖尿病的主要诊断标准。不管单纯空腹血糖还是单纯餐后血糖,只要是2次都超过正常标准,都应作为糖尿病对象加以重视。

(2)肢端肥大症、库欣综合征、嗜铬细胞瘤可引起继发性糖尿病,长期服用糖皮质激素也可引起类固醇性糖尿病。详细地询问病史,全面、仔细地体格检查,配合必要的实验室检查,一般可以鉴别。

(3)糖尿病慢性并发症的基本病变是动脉硬化、微血管病变和神经病变,主要包括心、脑、肾、眼、皮肤以及下肢血管病变和神经病变。因此,要判断糖尿病患者是否有大血管、微血管、神经方面等并发症,必须行相关检查,如超声心动图、心电图、血管多普勒超声、脑部CT、肌电图等。

(二)治疗方面

(1)糖尿病的治疗方法很多,首先是糖尿病教育,包括饮食、运动、血糖监测药物等方面的教育,使患者能了解糖尿病的有关知识,使其自觉与医师配合,达到最佳疗效;其次是根据患者的具体病情、经济状况选择不同的药物治疗。注意,同一种类药物尽量避免叠加使用,不同种类药物的联合应用,也应注意有无协同或拮抗作用。

(2)轻症糖尿病患者应坚持饮食、运动治疗,将血糖降至正常可以阻止糖尿病慢性并发症的发生和发展;而中、重度患者在饮食治疗、适当运动的基础上配合药物治疗,也可以减少并发症的发生,提高生活质量,降低病残率和死亡率。总而言之,本病尚无根治办法。目前基因诊断治疗以及人工胰、胰岛移植等新的治疗途径是糖尿病研究的重要方向。

(三)医患沟通

糖尿病是一种经饮食、运动、药物治疗可控制的终身疾病,因此,诊断本病后,应如实告知患者及亲属有关糖尿病的防治知识、饮食治疗的重要性、血糖监测及药物治疗的特点、低血糖的防范措施,使患者及家属对糖尿病有充分的认识和重视,能主动配合治疗,同时医师应做好心理疏导工作,使患者不要过于紧张,树立治疗信心。

(四)病历记录

1.门急诊病历

记录患者就诊的主要症状及时间。记录患者多饮、多尿、多食、体重减轻等三多一少的症状,以及相应的病程、起病年龄等。记录有无糖尿病的家族史,如有,应记录其相应的亲属关系。记录以往有无诊疗过,如有,应记录相应的诊疗经过、服药情况、效果如何等。记录有无相关的并发症,如心、肾、眼、皮肤改变,神经感觉变化等。体检中应记录其相应的体征。辅助检查中记录血糖测定以及相关的实验室检查结果。

2.住院病历

详细记录患者入院前门急诊和外院的诊治过程、用药及治疗效果。记录治疗过程中患者病情的变化、血糖的变化及有无并发症。

第二节 低血糖症

低血糖症是指一组由于不同病因引起的血糖过低综合征,临床表现为交感神经过度兴奋症状和脑功能障碍,即刻血糖常低于 2.8mmol/L(50mg/dL)。

一、诊断

(一)病史采集

1.现病史

注意询问有无心悸、软弱、饥饿、心动过速、皮肤苍白、冷汗及手足震颤等交感神经过度兴奋的症状,如有,应询问发作时间、持续时间及发作频度,进食后能否缓解。询问有无精神不集中、思维和言语迟钝、头晕、视物不清、焦虑、不安、步态不稳等脑功能障碍表现。有无精神症状,如狂躁、易怒、幻觉及行为怪异等。严重病例是否有神志不清、肌肉颤动、昏迷或癫痫样抽搐等表现。

2.既往史

有无慢性肝病、胰岛素瘤、脑垂体前叶功能减退、甲状腺功能减退等病史。有无胃切除手术史。有无糖尿病病史,如有,应询问饮食及具体用药情况,有无口服磺脲类或胰岛素治疗史。

3.个人史

询问饮食是否规律。有无服药史,如有,应询问药物名称及用量。

4.家族史

有无类似的病史提供。

(二)体格检查

(1)低血糖时,多数患者均有皮肤苍白、出冷汗、心动过速、四肢颤抖等交感神经兴奋的体征。

(2)病情严重者可有脑功能障碍的体征,包括头痛、头昏、意识矇眬、定向错乱、计算不能、语言障碍、幻觉等;可有阵发性惊厥、锥体束征阳性,甚至深昏迷、去大脑强直、呼吸浅弱、血压下降、瞳孔缩小、多种反射消失等。

(三)辅助检查

1.实验室检查

(1)血糖测定:发作时<50mg/dL(2.8mmol/L),严重者<10mg/dL。

(2)血胰岛素测定:正常人空腹静脉血浆胰岛素 $5\sim20\mu U/mL$,很少>$30\mu U/mL$,但胰岛素瘤患者血浆胰岛素可达 $100\sim200\mu U/mL$。

(3)胰岛素释放指数(INS/G 比值,$\mu U/mg$):正常人<0.3,胰岛 β 细胞瘤患者大多>0.3,且常常>1.0。

(4)C 肽测定:有助于鉴别医源性或胰外肿瘤所致高胰岛素血症。

(5)禁食试验:胰岛素瘤患者一般在禁食 24h 后约有 85% 血糖降至2.8mmol/L 以下,如经72h 禁食而仍未诱发低血糖,则不考虑此症。

(6)激发试验:包括葡萄糖刺激胰岛素释放试验、胰高血糖素试验和甲苯磺丁脲刺激试验等,有助于此症诊断。

2.特殊检查

(1)CT:可发现腹腔、胰腺等部位的肿瘤病变。

(2)腹部 B 超:可发现胰腺部位肿瘤,但此项检查不如 CT 敏感。

（四）诊断要点

（1）低血糖发作时的表现兼有交感神经兴奋症状和脑功能障碍的症状。

（2）有自发性空腹低血糖，可自行缓解的特点。

（3）有上述病史及体征，测血糖＜50mg/dL，低血糖则诊断明确。

（4）低血糖常于清晨空腹或进食后发生，餐后发生为反应性低血糖，2～3h 发生者为早发性，餐后 3～5h 则为迟发性。未能明确病因者，为特发性功能性低血糖。如为糖尿病患者，则可能为药物性低血糖。

（5）如为空腹反复出现自发性低血糖，则可能为肝脏疾病、胰岛素瘤，以及脑垂体功能低下、甲状腺功能低下、肾上腺皮质功能低下等疾病所致。

（五）鉴别诊断

1.慢性肝病

有慢性肝病史，伴有肝功能异常，B 超、CT 等检查可帮助诊断。

2.胰岛素瘤

低血糖常出现在黎明空腹时，伴有血胰岛素升高，影像学检查有助于定位诊断。

3.脑垂体前叶功能减退、严重甲减

除有低血糖外，有水肿、贫血、食欲减退、垂体激素下降和甲状腺功能减退。

4.餐后低血糖

多属反应性低血糖，属功能性，餐后 2～3h 发作者见于胃大部分切除术后；餐后 3～5h 发生者，多为 2 型糖尿病的早期表现之一。

5.药物性低血糖

多有用药史，如口服降糖药或胰岛素注射后未合理进食及药物过量，均可引起低血糖。

二、治疗

（一）一般治疗

平时应采用少食多餐，必要时自备糖果、饼干以应急。

（二）药物治疗

1.补充葡萄糖

轻症者，口服糖水、水果或高糖食物即可。有嗜睡、幻觉、神志不清、癫痫样抽搐、昏迷等表现的严重病例在静脉推注 50％葡萄糖注射液 40～100mL 后，辅以

5％～10％葡萄糖注射液 500mL 静脉滴注。

2.胰高血糖素

患者对补充葡萄糖无明显反应时,可加用胰高糖素 0.5～1.0mg,肌内注射。

(三)病因治疗

对药物性低血糖症应立即停用相关药物;肝源性低血糖可予积极护肝、对症处理;证实为胰腺 β 细胞瘤者,可予手术治疗;垂体源性或甲状腺功能减退引起者,可给予相应的激素替代治疗;原因不明的功能性低血糖,可予减少饮食中的含糖量,或加用少量镇静药物及抗胆碱药治疗。

三、病情观察

(一)观察内容

观察治疗后患者的症状是否缓解,如中枢神经系统或交感神经症状有无改善;治疗过程中注意监测患者的血糖水平,以评估治疗效果,必要时调整治疗方案。对继发于其他疾病者,应观察其基础疾病的表现及控制情况。

(二)动态诊疗

患者出现心悸、出冷汗、肌力下降或昏迷等表现时,可立即行血糖检测,血糖<50mg/dL 时,低血糖诊断明确。神志清楚者,可予口服糖水、水果或高糖食物。严重患者,静脉内迅速补糖。给予相应治疗后,观察治疗效果,多数患者症状能迅速缓解,整个诊疗过程中应密切检测患者血糖水平的变化。待病情控制后,应行相关检查,以尽力寻找患者低血糖的可能病因,并针对病因采取进一步的治疗。

四、临床经验

(一)诊断方面

(1)低血糖的诊断实际上并不困难,重要的是明确病因,实验室检查可帮助寻找不同病因。胰岛素分泌腺肿瘤(胰岛素瘤、胰岛细胞癌)常有胰岛素原、C 肽与胰岛素平行增加;服用磺脲类药物的患者,C 肽水平升高,血中药物浓度也升高;外源性胰岛素诱发低血糖的患者(常为糖尿病患者的家属或服务人员误用引起),胰岛素原正常,C 肽水平下降。

(2)若阵发性中枢神经系统症状的其他病因不明显,患者可住院做饥饿试验,检测患者的血糖、胰岛素、胰岛素原、C 肽水平。79％的胰岛素瘤患者 48h 内可出现症状,饥饿试验可重新出现上述低血糖的表现,给予葡萄糖时迅速好转,症状出现时伴有低血糖和高胰岛素血症,则可确诊胰岛素分泌肿瘤。

(3)饮食性低血糖只考虑有胃肠道手术史的患者,其餐后交感神经症状可被选择性摄入碳水化合物而缓解,可通过家庭内血糖检测来评估症状和血糖间关系(如餐后1h、2h及每当症状出现时测血糖)。

(二)治疗方面

(1)通常情况下,急性交感神经症状和早期中枢神经系统症状,如给予口服葡萄糖或含葡萄糖的食物时能够缓解。胰岛素瘤或服用磺脲药的患者若突然出现意识混乱、行为异常,建议饮用一杯果汁或加3匙糖的糖水,可帮助缓解症状;胰岛素治疗的患者应随时携带糖果或葡萄糖片,以免低血糖发生。

(2)对口服葡萄糖疗效不好而静脉推注葡萄糖有困难的严重低血糖症,可采用胰高血糖素治疗,对紧急情况下的急症治疗很有效。胰高血糖素使用时须用稀释剂稀释。成人常用剂量是0.5～1U,皮下、肌内或静脉注射,若胰高糖素治疗有效,低血糖症的临床症状通常在10～25min内缓解;如患者对胰高血糖素1U治疗25min内无反应,则不主张行第二次注射。

(3)如是药物性低血糖,则应根据药物半衰期延长纠正低血糖时间,减少再度发生低血糖的风险。

(三)医患沟通

低血糖症是一种可防可治的疾病,医师应告知患者及其家属本病的常规预防和急救措施,如建议应用胰岛素治疗的患者随时携带糖果或葡萄糖片。对于需进一步检查明确病因的患者,应告知患者及其家属相关的检查方法和注意事项,以争取能配合检查。需手术治疗的,应告知手术的必要性和风险,征得同意。

(四)病历记录

1.门急诊病历

记录患者就诊及发病时间,记录有关交感兴奋的症状,记录患者症状出现前有无诱因、发病时间及缓解方式等,记录患者发作时的血糖水平变化。记录以往发作情况,以及与进餐的时间关系。记录以往有无肝病、胃大部切除术及糖尿病病史,记录患者所用降糖药的用量情况,记录血胰岛素、甲状腺功能、皮质醇等辅助检查的结果。

2.住院病历

详细记录患者发作时的临床表现特点,记录患者入院后的病情变化、治疗效果如何,尤其是记录患者发作时的血糖测定结果。

第三节　痛风及高尿酸血症

痛风及高尿酸血症是一组嘌呤代谢紊乱所致的疾病,其临床特点是高尿酸血症及因此引起的痛风性关节炎反复发作、痛风石沉积、痛风石性慢性关节炎和关节畸形,常累及肾脏引起慢性间质性肾炎和尿酸性肾结石形成。本病分原发性和继发性两大类。

一、诊断

(一)病史采集

1.现病史

询问患者有无酗酒、过饱、疲劳、寒冷、走路过多、局部创伤等诱发因素。询问有无夜间突然发作性急性关节痛,尤以足部第一跖趾关节为重。有无发热、头痛症状。如病程较长,应询问有无腰痛、血尿或夜尿增多等肾功能不全表现。

2.既往史

有无风湿性关节炎、类风湿关节炎、急性化脓性或创伤性关节炎等病史。有无高血压、糖尿病和高脂血症病史。如有相关病史,应询问目前所用药物及治疗情况。如有类似发作,应仔细询问以往的诊疗经过和血尿酸等检查结果。

3.个人史

有无喜食豆制品、海鲜、动物内脏等情况,有无口服氢氯噻嗪、肿瘤化疗药物,有无烟酒嗜好。

4.家族史

有无类似疾病史。

(二)体格检查

(1)多为拇趾及第一跖趾关节红、肿、热、痛。发作常有自限性。缓解时局部特有脱屑和瘙痒的表现。

(2)慢性者可发展为关节畸形。

(3)耳廓周边可触及痛风结节。

(三)辅助检查

1.实验室检查

(1)血清尿酸测定:急性期血尿酸增高明显,与临床症状严重程度并不一定平行。

(2)痛风石检查:痛风石活检,可证实为尿酸盐结晶。

(3)血常规检查:急性发作时白细胞常增多($>10\times10^9$/L)。

(4)肾功能检查:病程较长者,可有血尿素氮、肌酐升高。

2.特殊检查

(1)X线检查:痛风反复发作后受累关节有骨质改变,首先是关节软骨缘破坏、关节面不规则、关节间隙变窄,病变发展可见圆形或弧形穿凿样缺损。

(2)关节镜检查:痛风发作时可在滑膜上见到微小结节,冲洗关节腔时,可见有部分结晶脱落到关节腔内。

(四)诊断要点

(1)中年以上发病,男性多见。可有家族遗传史。

(2)可有进食高嘌呤食物、饮酒、精神紧张、过劳、受寒、感染等发病的诱发因素。

(3)第一拇指及第一跖趾关节部位疼痛为主的关节痛。

(4)辅助检查发现患者血白细胞$>10\times10^9$/L,血尿酸>422mmol/L。

(5)X线表现有关节软骨缘破坏,关节面不规则,关节间隙变窄,病变发展可见圆形或弧形穿凿样缺损等。

(6)反复发作者,可在相应部位触及痛风结节。

(7)痛风性关节炎的诊断多采用1977年美国风湿病协会制定的标准:①急性关节炎发作1次以上,在1d内即达到发病高峰;②急性关节炎局限于个别关节,整个关节呈黯红色,第一拇趾关节肿痛;③单侧跗骨关节炎急性发作;④有痛风石;⑤高尿酸血症;⑥非对称性关节肿痛;⑦发作可自行停止。凡具备上述条件3条以上,并可除外继发性痛风者即可确诊。

(8)根据患者的临床表现过程可分为4个阶段:①无症状期,无临床症状,仅有血尿酸持续或波动性增高;②急性关节炎期,局部出现红、热及明显压痛,关节迅速肿胀,并有发热、白细胞增多与红细胞沉降率增快等全身症状,常在夜间发病,多有上述发病的诱因;③间歇期,少数患者终身只发作1次便不再复发,也有隔5~10年以后再发;④慢性关节炎期,多见于未经治疗或治疗不规则的患者,痛风石在骨关节周围组织引起损伤所致,此期关节炎发作较频,间歇期缩短,疼痛日渐加剧,甚至发作之后不能完全缓解。

(五)鉴别诊断

1.风湿性关节炎

表现为游走性关节疼痛,以大关节为主,红细胞沉降率增快,C反应蛋白升高,血浆黏蛋白升高。

2.类风湿关节炎

为对称性小关节痛,手指关节梭形变或"天鹅颈"样改变,抗 O 升高,红细胞沉降率增快,类风湿因子阳性。

3.化脓性或创伤性关节炎

患者高热、关节压痛明显,伴关节腔积液,关节红、肿、热、痛,多有外伤史或皮肤感染史。

4.肌纤维质炎

有长期固定姿势工作史,体位变换后症状减轻。

二、治疗

(一)一般治疗

无症状期患者应注意饮食控制,忌食豆制品、海鲜、动物内脏等高嘌呤食物;忌饮酒,避免精神紧张、过劳、受寒、感染。肥胖患者应努力降低体重,鼓励多饮水,每天尿量须大于 2 000mL,以利尿酸排出。急性期绝对卧床休息,抬高患肢直至疼痛缓解。

(二)药物治疗

1.急性关节炎期的治疗

秋水仙碱是本病急性关节炎期的特效治疗药物,可用秋水仙碱 0.5mg,每 2～3h 口服 1 次,治疗后症状 6～12h 内减轻,24～48h 内控制,秋水仙碱的最大剂量不超过 6mg/d。用药过程中应注意检测血常规,如白细胞$<4\times10^9$/L,则停止服药。有肝功能损害、骨髓抑制、白细胞减少等应禁用。如治疗无效,则不再继续使用,换用非甾体抗炎药,如用吲哚美辛 50mg,3 次/天,口服,或用塞来西布 200mg,1～2 次/天,口服。尿 pH 在 6.0 以下者宜服用碱性药碱化尿液,如用碳酸氢钠 0.5g,3 次/天,口服。

2.间歇期和慢性关节炎期的治疗

经饮食控制而血尿酸浓度仍在 416～476μmol/L(7～8mg/dL)以上者,每年急性发作在两次以上者,有痛风石或尿酸盐沉积的 X 线证据者,有肾结石或有肾功能损害的,均为需应用降血尿酸药物的指征。现可用苯溴马隆 25～100mg,1 次/天,口服;或用别嘌呤醇 0.1g,3 次/天,口服,一般可渐增至 0.2g,3 次/天,也可为 0.3g,1 次/天,口服,每 2 周测定血液和尿液中尿酸水平,如已达正常水平,则不增加剂量。

(三)外科手术

痛风石影响关节功能者,可行痛风石摘除术;对反复发作、关节畸形者,可行关节置换术。

三、病情观察

(一)观察内容

观察服药或补液等治疗后患者症状(主要是疼痛)是否缓解,并定期复查血尿酸及肾功能,以评估治疗疗效,如继发肾功能损害者,应观察治疗后临床表现是否改善,肾功能有无恢复。注意观察治疗药物本身的不良反应,以便及时处理。

(二)动态诊疗

明确诊断的,在急性关节炎期,可予非甾体抗炎药或秋水仙碱治疗,对间歇期、慢性关节炎期的患者,则予以抑制尿酸生成药和(或)促排尿酸药物的维持治疗。治疗中,应注意观察临床症状是否控制,有无药物治疗本身的不良反应,以便及时调整;治疗无效或病情加重者,应注意反复检查血尿酸变化,并做类风湿因子、抗O等检查,以排除类风湿关节炎、风湿性关节炎等疾病。若治疗后关节肿痛缓解,血尿酸正常,则可逐步停用非甾体抗炎药、秋水仙碱,而以抑制尿酸生成药和(或)促排尿酸药做维持治疗。

四、临床经验

(一)诊断方面

(1)本病多以突发性关节炎肿痛为首发症状,为非对称性关节痛,且以夜间发病为多,最常发于第一跖趾关节,疼痛剧烈,局部红肿、发热,不能触碰。发病前往往有暴饮、暴食或酗酒史。

(2)本病的诊断一般依据关节疼痛、血尿酸升高等特点,如患者关节痛不发生于特征性的第一跖趾关节,而出现在足背、踝、膝等关节,同时血尿酸升高、对秋水仙碱治疗有特效者,也可明确诊断。若患者急性关节疼痛症状典型,但血尿酸水平不升高,需反复多次检查,同时检查类风湿因子、抗O等以排除其他关节炎,避免误诊或漏诊。

（二）治疗方面

痛风性关节炎的治疗一般是根据患者的病情变化,分为急性关节炎期、间歇期及慢性关节炎期而选择治疗方案。急性关节炎期治疗以秋水仙碱为主,往往有特效,但24h总量不超过6mg,注意治疗药物的不良反应;关节肿痛明显者,可合用非甾体抗炎药治疗,以减少秋水仙碱的剂量。间歇期及慢性关节炎期的治疗予抑制尿酸生成药、促排尿酸药,治疗期间应定期复查血尿酸,以调整用药量。同时应碱化尿液、多饮水,防止形成尿酸盐结晶。

（三）医患沟通

医师应告知患者及其直系家属有关痛风性关节炎的临床特点、治疗药物、疗程,以及须低嘌呤饮食、忌暴饮暴食和酗酒,休息,多饮水等注意事项。应告知患者或其直系亲属,痛风性关节炎患者急性关节炎期治疗1周后应及时复查血尿酸,间歇期、慢性关节炎期也应定期复查血尿酸,以调整治疗药物及剂量。有关治疗药物的调整或需手术治疗的,均须征得患者及其家属的同意。

（四）病历记录

1.门急诊病历

记录患者就诊的主要症状,如关节痛的特点,有无规律性,有无发热、乏力等伴随症状,有无酗酒、高嘌呤饮食史等。以往有无类似发作史,如有,记录其诊疗经过。体检记录关节肿痛部位,有无痛风石形成,有无关节畸形等。辅助检查记录血尿酸、血白细胞、红细胞沉降率等检查结果。

2.住院病历

记录患者门急诊或外院的诊疗经过。记录本病与类风湿关节炎、强直性脊柱炎等疾病的鉴别诊断要点。记录患者入院治疗后的病情变化、治疗效果,记录血尿酸、关节X线、血常规、红细胞沉降率等检查结果。

第四节　肥胖症

肥胖症指由于内分泌、遗传性肥胖以外的原因,热量摄入超过消耗,引起脂肪组织过多而导致的病态。体重超过标准体重的20%,或男性体重指数（BMI）≥27kg/m²,女性 BMI≥25kg/m²,常称为单纯性肥胖。如肥胖继发于其他疾病,则称为继发性肥胖。

一、诊断

（一）病史采集

1.现病史

询问是否呈进行性肥胖，有无家族发病倾向，有无多食、偏食等。询问有无体力活动量减少、久坐少动，有无进行相关活动后出现心悸、气短等表现，有无怕热、多汗、易感疲劳，有无头昏、头痛、腹胀、便秘、嗜睡、性功能下降等表现。

2.既往史

有无高血压、糖尿病、肾上腺皮质功能亢进症、甲状腺功能减退等病史。

3.个人史

询问有无服用糖皮质激素、胰岛素史，如有，询问为何使用。

4.家族史

有无类似病史可提供。

（二）体格检查

（1）全身脂肪分布尚均匀，腹型肥胖为主。

（2）患者皮肤色泽常无变化，第二性征及外生殖器发育正常。

（3）患者可有血压升高，部分患者可触及肝脏肿大。

（4）体重超过标准体重的20％。

（三）辅助检查

1.实验室检查

（1）血液检查：血脂可升高，胆固醇＞5.7mmol/L，或甘油三酯＞1.7mmol/L，血糖升高＞7.0mmol/L。

（2）血皮质醇测定：正常或偏高。

2.特殊检查

（1）皮下脂肪厚度测定：多数患者＞14mm。

（2）CT、MRI检查：诊断有困难或为确定是否为内脏型肥胖时，可选用此项检查。

（四）诊断要点

（1）需排除继发性肥胖，如皮质醇增多症、胰岛β细胞瘤等。

（2）体型均匀肥胖，无向心性肥胖的体征，无多血质、皮肤紫纹等。

（3）体重超过标准体重的20％，或体重指数（BMI）升高（24～26为超重，26以上为肥胖）。目前认为成人标准体重＝（身高－100）×0.9，儿童标准体重＝年龄×2＋8。

（五）鉴别诊断

1.水潴留性肥胖

立卧位水试验阳性，即第一天清晨立位6时饮水1 000mL，集4h尿量；第二天卧位重复进行，次天尿量＞第一天尿量的50％。

2.皮质醇增多症

有库欣面容，向心性肥胖，血皮质的昼夜节律紊乱，地塞米松的抑制试验阳性。

3.甲状腺功能减退症

甲状腺功能测定降低，黏液性水肿面容明显，皮肤粗糙，小剂量甲状腺片治疗后好转。

4.垂体功能低下性肥胖

多伴生殖无能，有性器官发育不良，性功能减退，多为脑部病变（肿瘤、外伤、炎症）引起。

二、治疗

（一）一般治疗

对肥胖患者应根据家族史、个人饮食习惯、环境因素、食欲和体力活动强度制定个别计划和长期化的治疗，使患者充分了解肥胖的危害，并取得合作。减少总热量摄入和增加运动量是治疗的关键。提倡坚持采用营养成分平衡的减肥饮食治疗肥胖。饮食易清淡，多食粗纤维素菜，少吃甜食，避免睡前进食。运动增加热量的消耗，每天增加有氧运动30min左右，每周坚持至少5d。合理治疗每周体重可减轻0.8~1kg。

（二）药物治疗

可用食欲抑制剂曲美治疗，一般用1片，1次/天，口服，3个月为1个疗程，但由于可引起中枢性厌食，现很少使用；或用脂肪酶抑制剂奥利司他120mg，1次/天，口服，3个月为1个疗程，但该药停药后反弹机会比较大。也可用代谢刺激剂，甲状腺片1片，1次/天，口服，连用1个月；或用双胍类降糖药二甲双胍1~2片，2~3次/天，口服。

（三）手术治疗

极度肥胖危及生命者，可采用空回肠旁路术，以引起肠吸收不良而使体重减轻;或采用溶脂药物局部注射及手术去除腹部脂肪等疗法,但其疗效及不良反应有待积累更多的经验,后者尤应慎重。严重肥胖者,还可采用胃肠缩容术,疗效肯定。

三、病情观察

(一)观察内容

观察患者治疗后的体重变化情况,计算其热量摄入及运动量。定期检测血脂、皮下脂肪厚度等指标。同时应观察治疗药物本身有无不良反应,以利于及时调整治疗用药。

(二)动态诊疗

符合肥胖诊断标准时,应首先排除继发性肥胖,如皮质醇增多症、胰岛 β 细胞瘤等疾病。明确诊断者,应努力帮助患者减轻体重,主要以饮食控制及运动锻炼为主,根据个人饮食习惯、环境因素、食欲和体力活动强度制定个体化和长期的治疗方案,并做到长期坚持。需使用药物减肥的,应按照疗程服药,如有不良反应,则应注意停药或换药。外科手术及腹部去脂治疗应极为慎重,必须在患者本人或其直系亲属知情同意后方可实施。

四、临床经验

(一)诊断方面

诊断本病时,必须先根据患者的年龄及身高查出标准体重,如患者实际体重超过标准体重 20% 即可诊断为肥胖症,同时,应排除引起的相关疾病。

(二)治疗方面

肥胖的治疗不能依靠药物,重在饮食控制和加强锻炼,这一点必须得到医师和患者的共同认识。药物治疗时,需注意有无不良反应,因长期服药可能产生不良反应。

(三)医患沟通

应告知患者及家属肥胖的危害性,强调饮食和运动疗法的重要性,告知减少总热量摄入、增加运动量是治疗的关键,并对其进行具体指导。如一般治疗无效而需用药物治疗时,应告知药物可能的不良反应,使其明白药物治疗并非长久之计。

（四）病历记录

1.门急诊病历

记录患者的体形、外观特点。记录有无家族史，记录辅助检查结果，如血、尿皮质醇测定结果等。记录以往的诊治经过。

2.住院病历

记录患者发病过程、以往的诊疗经过，记录与水潴留性肥胖、皮质醇增多症、甲状腺功能减退症和垂体功能低下性肥胖等鉴别要点。记录治疗后的病情变化，包括体重、皮下脂肪厚度及血脂等的改变情况。

参考文献

[1]陈卫昌.内科住院医师手册[M].南京:江苏科学技术出版社,2013.

[2]柯元南,曾玉杰.内科医师手册[M].北京:北京科学技术出版社,2011.

[3]钱家鸣.消化内科疾病临床诊疗思维[M].北京:人民卫生出版社,2012.

[4]张雅慧.心血管系统疾病[M].北京:人民卫生出版社,2015.

[5]李云霞,王静.呼吸系统疾病[M].北京:人民卫生出版社,2014.

[6]徐欣昌,田晓云.消化系统疾病[M].北京:人民卫生出版社,2015.

[7]李德爱.消化内科治疗药物的安全应用[M].北京:人民卫生出版社,2013.

[8]李龙延.心内科临床备忘录[M].北京:人民军医出版社,2011.

[9]王志敬.心内科诊疗精萃[M].上海:复旦大学出版社,2015.

[10]樊代明.临床常见疾病合理用药指南[M].北京:人民卫生出版社,2013.

[11]刘丽华.临床药师在呼吸内科用药过程中的监护作用及合理用药分析[J].中国卫生标准管理,2017,8(15):82-84.

[12]费必超.心血管内科临床用药常见问题及合理用药分析[J].心血管病防治知识(学术版),2016,(1):4-5.

[13]梅懿文,魏林郁,汪群英.消化内科患者感染粪肠球菌毒力基因检测及其耐药性分析[J].中国病原生物学杂志,2015,10(4):355-358+367.

[14]朱惠新.临床药师药学干预呼吸内科抗生素使用的研究[J].实用医院临床杂志,2015,12(3):62-64.

[15]王刚,李震,肖冰.消化内科常见不合理消化内科用药问题的临床分析[J].中国现代药物应用,2015,9(6):178-179.